신생아
만성 폐질환의 진료지침

신생아 만성 폐질환의 진료지침

건국대학교병원 소아과 교수
김 민 희 옮김
MASANORI FUJIMURA 편저
YUNOSUKE OGAWA 감수

신흥메드싸이언스

신생아
만성 폐질환의 진료지침

2007년 발행

편 저 자 : Masanori Fujimura
감 수 자 : Yunosuke Ogawa
옮 긴 이 : 김 민 희 건국대학교병원 소아과 교수
발 행 인 : 홍 성 혁
발 행 처 : 신흥메드싸이언스

주 소 : 서울시 용산구 효창동 5-394번지
등록번호 : 제10-1961호
전 화 : 02) 3273-6491
팩 스 : 02) 3273-6494
홈페이지 : www.shmed.co.kr

ISBN : 89-90933-52-8 93510
정 가 : 22,000원

서문

1997년 일본의 신생아 사망률은 출생아 1,000명에 대해 1.9명으로 또 다시 최저 기록을 경신했다. 여러 나라의 통계가 아직 모두 다 나온 것은 아니지만, 세계 최저율인 것은 거의 틀림없을 것이다. 이 훌륭한 성적은 의료 종사자의 헌신적인 구명 노력에 의한 부분이 크고, 극소 저출생체중아 구명률의 경이적인 향상에 여실히 나타나고 있다.

그렇지만 구명한 극소 저출생체중아의 질을 보면 유감스럽지만 아직 만족해서는 안 되고, 미해결의 문제가 산적해 있다. 그 중에서도 특히 초미의 문제는 만성 폐질환(Chronic Lung Disease/CLD)이다. CLD에 대해서는 주로 후생성 심신장애연구의 중요한 과제로 지금까지도 정열적으로 연구를 해왔지만, 1990년 출생 예와 1995년 출생 예에 대한 전 일본 역학 조사의 결과에 의하면, 발생률은 조금 저하한 것에 지나지 않는다. 또 전국조사에 의하면, CLD의 발증률에는 시설에 따라 차이가 크다는 것이 알려져 있다. 이것은 아이에 대한 케어의 차이가 발생에 크게 관여할 가능성이 고려되어 진료지침의 필요성이 통감된다.

일반적으로 신생아 의료의 현장에서는, 특히 CLD 환아에 대한 관리, 또는 CLD의 예방을 염두에 둔 고위험아의 관리에 대해 치료와 예방법이 확립되어 있지 않은 경우도 있어, 새롭게 발표된 치료법이나 입으로 전해지는 대처법을 무비판적으로 도입하기 쉬워, 어느새 그것들이 일반적 처치의 일부가 되어 있는 경우도 적지 않다.

한편, 대상이 신생아이기 때문에 유효성과 안전성에는 각별한 배려가 필요하고, 과학적으로 확립되어 있지 않은 치료법이나 기법을 이용하는 데는 신중해야 한다. 즉 최약자인 신생아를 다루는 신생아 의료야말로 근거중심 의학(Fvidencc -Based Medicine)의 실천이어야 한다.

이 책은 그러한 철학을 기초로 후생성 심신장애 연구반에 의한 '신생아기의 질환과 케어에 관한 연구'의 분담 연구인 '신생아 만성 폐질환의 예방과 치료에 관한 연구'의 연구성과 중 일부로, 책임자인 Fujimura Masanori가 중심이 되어 정리한 것이다. 체계적인 검토에 의거한 진료지침으로는 일본 최초의 것이다. 후생성 연구반의 보고서 배포처가 한정되어 있으므로, 가능한 한 많은 신생아 의료 종사자의 이용을 꾀할 수 있도록 크기가 작고 가격이 저렴한 단행본으로 발행한 것이다. 이 책이 많은 분들에게 이용되어 CLD의 진료에 근거중심 의학이 실천되는 것을 기대함과 동시에, 이 책을 모델로 다른 신생아 질환에 관해서도 체계적인 검토에 의거한 진료지침이 작성되기를 바란다.

Yunosuke Ogawa

발간에 부쳐

최근 눈부신 신생아 집중 치료의 발전 · 보급과 함께 신생아 사망률이 더욱 감소해 국제 비교에 있어서도 뛰어난 성적을 유지하기에 이르렀다. 특히 초저출생체중아 등 조산아의 생존률 향상이 현저하고, 생존의 기대는 출생수의 증가로 반영되고 있다. 저출생체중아를 위한 의료에는 특히 예후 향상을 향한 미해결 과제가 몇 개인가 있는데, 그 중에서도 만성 폐질환(Chronic Lung Disease/CLD)은 이환율의 크기에 가세해 일부의 중증 예와 만성 예에서 삶의 질과 발육 · 발달 예후에 문제가 발생해 해결이 필요한 과제 중 하나가 되고 있다.

우리는 후생성 심신장애연구 '신생아기의 질환과 케어에 관한 연구' (주임 연구자 Yunosuke Ogawa 교수)에 내해, '신생아 만성 폐질환의 예방과 치료에 관한 연구' (분담 연구자 Masanori Fujimura)를 분담해 1995년부터 3년간 연구를 진행시켜 왔다. 특히 전국의 신생아 집중치료 담당자의 협력을 얻어 '만성 폐질환 전국 조사' 를 실시했다. 그 결과는 이 책의 마지막 부분에 정리했다. 케어의 현상을 아는 귀중한 자료가 되고 있다고 확신한다.

그리고 연구를 진행시키는 가운데 만성 폐질환의 케어에 관한 가이드라인의 필요성을 통감했다. 《신생아 만성 폐질환의 진료지침》은 그 때문에 계획하고 완성에 이른 것이다. 이 책은 당 반원이 분담 집필함과 함께, 일부 테마에 대해서는 관련분야에 조예가 깊은 전문 연구자의 협력을 부탁했다. 그러한 분들의 열의와 노력에 깊은 경의를 표한다.

이 책은 현재의 신생아 임상의학이 도달한 최신의 성과를 현장 임상에 반영하는 방법에 대해 구체적으로 가리키는 것을 목적으로 한다. 임상의학에서는 자주 경험적인 지침이 중용되어 왔지만, 그것들에는 근거가 부족하고, 재검증이 필요한 것도 적지 않다. 앞으로 임상의학의 지침으로서 근거가 없는 것을 채용할 수는 없다. 따라서 집필에서는 '신생아기의 질환' 의 근거중심 의학(Evidence-Based Medicine)을 중시하고, 각 테마에 관한 기존 연구를 계통적으로 검색해, 특히 체계적 검토와 메타 분석(meta analysis)의 논문은 모두 검토했다. 그 결과, 이 책의 내용은 꽤 객관적이며, 현재의 임상연구 수준을 소개함과 함께, 그 성과를 임상에 반영하는 방법을 정리할 수가 있었다고 생각한다. 원래 집필자 모두 아직도 개선의 여지를 남기고 있는 것을 알고 있지만, 거기에는 임상연구의 새로운 개발을 기다리지 않으면 안 된다. 임상은 완전을 기하는 것의 어려움에 주저하는 것보다는 발표된 최고의 Evidence에 근거해 전진해야 한다고 생각해 여기에 여러 선배님의 비판에 맡기기로 했다. 이 《신생아 만성 폐질환의 진료지침》을 환자의 머리맡에 두어 주는 것에 의해 만성 폐질환의 예방과 경감을 도모하는 데 도움이 되길 바란다.

또한 분담 집필에 해당하는 문헌 검색은 연구반으로 통일해 다음에 든 자료에 대해 실시함으로써 각 집필자가 그것들에 독자적으로 검색을 추가해 집필했다.

Key word : bronchopulmonary dysplasia

Medline 1993–July, 1997.

醫學中央雜誌 1992–July, 1997.

Cochrane Library Systematic Review, 1997.

각 집필자가 원고를 제출한 단계에서 반원 전원이 모든 원고의 내용에 대해 검토해 개선을 더하고 최종적으로 Fujimura가 통일을 꾀했다.

이 《신생아 만성 폐질환의 진료지침》의 내용은 현 시점에서 최신의 근거중심 임상(Evidence-Based Practice)이라고 생각되지만, 향후에도 더욱 새로운 문헌을 더해 최신정보를 제공할 수 있는 기회가 있기를 희망한다.

1999년 6월

'신생아 만성 폐질환의 예방과 치료에 관한 연구'

분담 연구자 *Masanori Fujimura*

역자 서문

신생아 만성 폐질환(Chronic Lung Disease/CLD)은 동질의 질병이 아니다. 의학이 발전하며 다양했던 CLD의 진단과 치료도 새롭게 정립되고 있다.

청년의사 시절 CLD를 처음 보았을 때 충격은 대단하였으며, 평생을 바쳐 공부할 주제라고 생각도 해봤다. 그러나 알기 쉽게 소개해 주는 책은 수변에 없었다.

2003년 Osaka 학회에서 평소 존경하는 Masanori Fujimura 선생님의 CLD 책을 보았다.

그 후, 개인적으로 장모이신 이인영 여사의 도움으로 번역하여 전공의를 가르치고 환아들 치료에 응용해 왔다. 우연히 올봄에 신흥메드싸이언스의 홍성철 부장을 만나 이야기하다 신생아 관련의 우리말 책이 없다는데 의견이 일치하여 번역서를 출간하게 되었다.

의학의 발달로 우리나라의 사회적 성육한계도 이미 임신재태 28주, 출생체중 1,000g을 받아들이고 있는 시대로 들어서서 초극소 미숙아의 출생이 늘고 CLD의 이환률도 증가하고 있다. 그러나 규모가 크지 않은 신생아실에서 근무하고, 역자와 같이 예전에 공부를 하여서 다양한 경우를 접해보지 못한 사람들도 많다.

이 책은 CLD의 중증도를 줄이는 예방을 염두에 둔 치료법과 Evidence-Based medicine의 검증되고 안전하고 유용한 CLD 치료의 가이드라인을 제공하고 있다.

앞으로도 CLD라는 질병의 진료지침은 진화를 거듭할 것으로 생각된다. 완벽하지는 않지만, 미숙아의 생명을 현장에서 지키는 여러 의료계 종사자들이 이 책을 통하여 CLD를 좀더 쉽게 이해하고 접근함으로써, 도움이 필요한 가여운 미숙아들에게 좀더 인간적 사랑을 베풀 수 있는 징검다리가 되었으면 한다.

건국대학교병원 소아과 교수
김 민 희

차 례

I

신생아 만성 폐질환과 환자 · 가족 · 의료 · 사회

저출생체중아의 만성 폐질환

저출생체중아의 만성 폐질환은,

① 신생아의 1인당 입원비를 상승시킨다.[1)]

- 1일당 난가 승대와 총입원 날짜 연장

②. 퇴원 후 가족의 육체적 · 정신적 부담, 의료비 부담을 상승시킨다.[9, 13)]

- 재택 산소요법은 퇴원해도 가능하지만, 가족의 경비 부담(산소 농축기 전기세, 통원비 등)이 증가한다.
- 간호 부담 가족의 일상생활에 지장을 초래한다.

③ 소이기의 발날 억제인자가 된다.

- 만성 폐질환은 뇌실내 출혈 등과 함께 연관되어 지적 장애의 발생에 관련된다(odds비 3.6).[1)]
- 극소 저출생체중아의 1세 때 발달 장애의 원인은, 만성 폐질환과 뇌실 주위 백질 연화증으로 대부분 설명할 수 있다.[2)]
- 만성 폐질환 군이 뇌실내 출혈 군이나 저출생체중아 군보다 발육 상태가 나쁘다.[14)]

④ 영 · 유아가 돌연사하는 원인이 된다.[4~7)]

⑤ 소아기의 신체발육 억제인자가 된다.[8~13)]

⑥ 소아기 때 호흡기 질환과 연관되어 이환율과 재입원율이 증가한다.[13)]

참고문헌

1 McAlęese KA, Knapp MA, Rhodes TT : Financial and emotional cost of bronchopulmonary dysplasia. Clin Pediatr Phila, 32;393-400,1993.

2 Gray PH, Burns YR, Mohay HA, O'Callaghan MJ, Tudehope DI : Neurodevelopmental outcome of preterm infants with bronchopulmonary dysplasia. Arch Dis Child Fetal Neonatal Ed, 73;F128-134,1995.

3 Blitz RK, Wachtel RC, Blackmon L, Berenson-Howard J : Neurodevelopmental outcome of extremely low birth weight infants in Maryland. Md Med J, 46;18-24,1997.

4 Iles R, Edmunds AT : Prediction of early outcome in resolving chronic lung disease of prematurity after discharge from hospital. Arch Dis Child, 74;304-308,1996.

5 Calder NA, Williams BA, Smyth J, Boon AW, Kumar P, Hanson MA : Absence of ventilatory responses to alternating breaths of mild hypoxia and air in infants who have had bronchopulmonary dysplasia : implications for the risk of sudden infant death. Pediatr Res, 35;677-681,1994.

6 Gray PH, Rogers Y : Are infants with bronchopulmonary dysplasia at risk for sudden infant death syndrome? Pediatr, 93;774-777,1994.

7 Meny RG, Carroll JL, Carbone MT, Kelly DH : Cardiorespiratory recordings from infants dying suddenly and unexpectedly at home. Pediatr, 93;44-49,1994.

8 Moyer Mileur LJ, Nielson DW, Pfeffer KD, Witte MK, Chapman DL : Eliminating sleep-associated hypoxemia improves growth in infants with bronchopulmonary dysplasia. Pediatr, 98;7779-7788,1996.

9 Singer LT, Davillier M, Preuss L, Szekely L, Hawkins S, Yamashita T,Baley J : Feeding interactions in infants with very low birth weight and bronchopulmonary dysplasia. J Dev Behav Pediatr, 17;69-76,1996.

10 deRegnier RA, Guilbert TW, Mills MM, Georgieff MK : Growth failure and altered body composition are established by one month of age in infants with bronchopulmonary dysplasia. J Nutr, 126;168-175,1996.

11 Chye JK, Gray PH : Rehospitalization and growth of infants with bronchopulmonary dysplasia: a matched control study. J Pediatr Child Health, 31;105-111,1995.

12 Vrlenich LA, Bozynski ME, Shyr Y, Schork MA, Roloff DW, McCormick MC : The effect of bronchopulmonary dysplasia on growth at school age. Pediatr, 95;855-859,1995.

13 Kinney JS, Robertsen CM, Johnson KM, Gaddis M, Wheeler R,Jackson MA, Daily DK : Seasonal respiratory viral infections. Impact on infants with chronic lung disease following discharge from the neonatal intensive care unit. Arch Pediatr Adolesc Med, 149;81-85,1995.

14 Landry SH, Fletcher JM, Denson SE, Chapieski ML : Longitudinal outcome for low birth weight infantsÅFeffects of intraventricular hemorrhage and bronchopulmonary dysplasia. J Clin Exp Neuropsychol, 15;205-218,1993.

II

신생아 만성 폐질환의 정의와 진단

만성 폐질환의 호흡 장애

출생 초기부터 폐의 환기 장애가 지속되고, 산소요법이 일정 기간 이상 필요한 신생아에게 나타나는 질환이다. 상기도 질환은 제외된다.

① 산소요법 기간이 생후 28일 이상
지금까지 사용해온 정의이며, 현재도 사용한다.

② 산소요법 기간이 수태 후 36주 이상
재태기간의 개체 차이를 고려한 것으로 개체군간의 비교에 적합하며, ①과 비교해 한층 합리적이라고 생각한다.

일본 후생성 심신장애연구의 만성 폐질환반(小川 1992, 藤村 1996)에서는 다음과 같이 정의한다.

신생아의 만성 폐장애
(Chronic Lung Disorder in the Newborn/CLD)

선천성 기형이 없으면서 폐의 이상으로 산소 투여가 필요한 호흡곤란 증상이 신생아기에 시작해서 생후 28일을 넘어서도 계속되는 것이다.

또한 '만성 폐장애'란 증후학적 표현으로, 환기 부전이 있는 병태를 나타낸다. 한편, 다음의 '만성 폐질환'이란 질환의 정의이며, 폐장애의 대부분을 차지하는 저출생체중아의 만성 폐장애를 '질환'으로 특징짓기 위한 필요조건을 설명하려는 의도이다.

만성 폐질환의 병태 분류

몇 개의 호칭이 있지만, 최근의 영어 문헌에서는 chronic lung disease(CLD) 또는 bronchopulmonary dysplasia(BPD)로서 표현되고 있다. 병태 분류에 대해 꼭 봐야 하는 보고는 없다.

이것에 대해 주로 일본에서는, 신생아 만성 폐질환을 발생원인으로 보면 단일 질환은 아니라고 하는 생각이 대부분이며, 그 원인을 근거로 한 병의 분류에 대해서는 후생성 심신장애 연구반이 다음 표와 같이 정리하였다. 2회의 만성 폐질환 증례 전국조사에 이 정의가 이용되었다. 만성 폐질환의 원인에 대한 연구가 더 진행되면, 임상적으로 한층 간편하고 유용한 분류로 발전할 가능성이 있다.

신생아 만성 폐질환의 질환 분류 기준(개정)
(Chronic Lung Disease in the Newborn)

I. 신생아 호흡곤란 증후군(RDS)이 선행하는 신생아 만성 폐장애로, 생후 28일을 지나 흉부 X-선상 미만성 포말상 음영(extensive small bubbly change)은 불규칙 삭상 기종상 음영(emphyse-matous)을 나타내는 것이다.

II. RDS가 선행하는 신생아 만성 폐장애로 생후 28일을 지나 흉부 X-선상 미만성 불투명(diffuse opaque)상을 나타내지만, 포말상 음영(bubbly change) 또는 불규칙 삭상 기종상 음영(streaky emphysematous)에는 이르지 않는 것이다.

III. RDS가 선행하지 않는 신생아 만성 폐장애로, 제대혈에서 높은 IgM치, 융모양막염, 제대염 등 출생 전 감염이 의심되며, 생후 28일을 지나 흉부 X-선상 미만성 포말상 음영(bubbly change) 또는 불규칙 삭상 기종상 음영(streaky emphysematous)을 나타내는 것이다.

III´. RDS가 선행하지 않는 신생아 만성 폐장애로, 제대혈에서 높은 IgM치, 융모양막염, 제대염 등 출생 전 감염이 의심되며, 생후 28일을 지나 흉부 X-선상 미만성 불투명(diffuse opaque)상을 나타내며, 포말상 음영(bubbly change) 또는 불규칙 삭상 기종상 음영(streaky emphysematous)에는 이르지 않는 것이다.

IV. RDS가 선행하지 않는 신생아 만성 폐장애로, 출생 전 감염은 불분명하지만 생후 28일을 넘어 흉부 X-선상 미만성 포말상 음영(bubbly change) 또는 불규칙 삭상 기종상 음영(streaky emphysematous)을 나타내는 것이다.

V. RDS가 선행하지 않는 신생아 만성 폐장애로, 생후 28일을 지나 흉부 X-선상 미만성 불투명상을 나타내지만, 포말상 음영(bubbly change) 또는 불규칙 삭상 기종상 음영(streaky emphysematous)에는 이르지 않는 것이다.

VI. 위의 I~V 중 어느 것에도 속하지 않는 것이다.

신생아 만성 폐질환의 분류 기준을 정리하면 아래 표와 같다.

만성 폐질환의 병태	RDS	높은 IgM치 융모양막염 제대염	28일 이상 cystic infilsa-tion/emphyse-matous bleb
I	+	−	+
II	+	−	−
III	−	+	+
III′	−	+	−
IV	−	미상	+
V	−	−	−
VI			

후생성 심신장애 연구, 만성 폐질환반(小川 1992, 藤村 1996)

종래의 정의와 연구반 분류의 관계

종래의 일반적 정의	연구반 분류
기관지폐 이형성증 bronchopulmonary dysplasia*	I형, II형
윌슨 · 미키티 증후군 Wilson-Mikity syndrome	III형(IV형은 의진)

* 서양을 중심으로 하는 논문에서는 모든 만성 폐질환을 'BPD' 또는 'CLD' 라고 부르는 경우가 많다.

III

호흡관리
(급성기 · 만성기)

계면활성제(surfactant) 보충요법

계면활성제 보충요법은 저출생체중아의 생존율을 개선했으나, 만성 폐질환의 감소에는 거의 영향을 주지 않았다는 것이 밝혀졌다. 여기서는 계면활성제 보충요법의 single과 multiple, rescue와 prophylaxis, 천연 계면활성제와 합성 계면활성제의 비교 결과에 대해 정리한다.

계면활성제 보충요법
single과 multiple

천연 계면활성제의 multiple dose군에

1. 기흉의 감소(상대위험도 0.51, 95% 신뢰구간 0.30~0.88)
2. 사망률의 감소 경향(상대위험도 0.63, 95% 신뢰구간 0.39~1.02)
3. 동맥관 확장, 뇌실내 출혈, 기관지폐 이형성증, 패혈증의 위험도에는 차이가 없다.[3]

※ 참고문헌 1, 2의 메타분석 결과[3]

계면활성제 보충요법
rescue와 prophylactic 예방

예방적 처치군에

1. 사망률, 기흉, 간질성 폐기종, 흉부 X-선 사진에 의미 있는 개선이 나타났다.[4]
2. 만성 폐질환, 뇌출혈, 뇌실 주위 백질연화증, 괴사성 장염, 미숙

아 망막증의 발생에 차이는 나타나지 않는다(그림 1).[4)]

3. 한편, single dose 계면활성제 조기 투여(생후 30분 이내)와 만기 투여(생후 6시간)의 비교에서는, 기관지폐 이형성증의 발생이 의미 있게 저하했다는 보고도 있다.[5)]

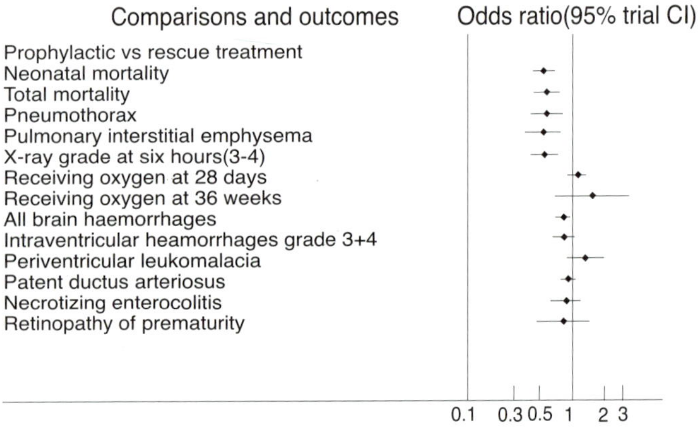

그림 1. 계면활성제 보충요법과 예후(prophylactic vs rescue treatment) Morley CJ.[4)]

계면활성제 보충요법

천연 계면활성제와 합성 계면활성제

천연 계면활성제(survanta)는 합성 계면활성제(exosurf)보다

1. 사망률(상대위험도 0.80, 95% 신뢰구간 0.65~1.00)과 미숙아 망막증 발생이 적었다(상대 위험도 0.68, 95% 신뢰구간 0.50~0.94).
2. 사망 또는 기관지폐 이형성증의 발생이 적었다(상대위험도 0.84, 95% 신뢰구간 0.70~1.00).
3. 기관지폐 이형성증의 발생에는 차이가 없다(상대위험도 0.93, 95% 신뢰구간 0.78~1.10).

천연 계면활성제(Survanta, Infasurf)와 합성 계면활성제(Exosurf) : 천연 계면활성제 군에서 사망률이 의미가 있게 낮았다(상대위험도 0.80, 95% 신뢰구간 0.66~0.97).

참고문헌

1 Speer CP, Robertson B, Curstedt T, Holliday HL : Randomized European multicenter trial of surfactant replacement therapy for severe neonatal respiratory distress syndrome: single vs multiple doses of Curosurf. Pediatr, 89;13-20,1992.
2 Dunn MS, Shennan AT, Posmayer F : Single-vs multiple-dose surfactant replacement therapy in neonates of 30 to 36 weeks' gestation with respiratory distress syndrome. Pediatr, 86;564-571,1990.
3 Soll RF : Multiple v. single dose natural surfactant extract for severe RDS. In: Sinclair JC, Bracken MB, Soll RF, Horbar JD (Eds.) Neonatal Module of The Cochrane Database of Systematic Reviews, [updated 02 June 1997].
4 Morley CJ : Systematic review of prophylactic vs rescue surfactant. Arch Dis Child Fetal Neonatal Ed, 77;F70-F74,1997.
5 Konoshi M, Fujiwara T, Chida S, Maeta H, Shimada S, Kasai T, Fujii Y, Murakami Y : A prospective, randomized trial of early versus late administration of a single dose of surfactant-TA. Early Hum Dev, 29;275-282,1992.
6 Halliday HL : Overview of clinical trials comparing natural and synthetic surfactants. Biol Neonate, 67;(suppl 1), 32-47,1995.

산소요법

1. 산소요법의 의의

- 산소요법은—주로 폐로부터—혈액을 통해 장기와 조직에 적당량의 산소를 공급하기 위한 방법이다.
- 저산소증의 신생아에게는 산소요법이 필수 치료법이다.

산소요법 실시할 때 주의할 점

1. 미숙한 폐에 고농도 산소 흡입은 만성 폐장애의 주요 원인이라고 생각되고 있다.
2. 만성 폐장애를 예방하기 D 흡입산소농도를 가능한 한 낮게 유지하도록 노력할 필요가 있다.
3. 산소투여는 '4. 산소투여의 지표' 에 나타낸 각종 지표를 참고하여 철저히 모니터링을 하면서 실시한다.

2. 저산소증

저산소증은 아이에게 다음과 같은 장애를 가져온다.

급성 저산소증에 의한 장애

1. 산증을 나타낸다.
2. 폐혈관의 수축, 동맥관의 확장→폐고혈압, 심부전에 이른다.

3. 신부전을 비롯하여 각 장기의 장애, 단백질의 이화작용(catabolism) 항진→혈청 칼륨, 인, 요소치 등의 상승을 초래한다.
4. 흥분성의 증가→중추신경계 억제, 경련을 일으킨다.

만성 저산소증에 의한 장애

1. 환아의 안정, 수면과 기분을 방해한다.
2. 성장을 억제한다.
3. 무호흡 발작을 유발해 기도감염의 원인이 된다.
4. 폐혈관의 수축, 동맥관의 확장→폐고혈압, 심부전에 이른다.
5. 기관지의 수축→호흡량의 증대

3. 고농도 산소

고농도 산소는 폐에 다음과 같은 장애를 가져온다.

고농도 산소에 의한 폐장애

1. 혈관 내피와 폐포 상피세포에 대한 장애→폐부종, 폐출혈
2. 기도 상피세포와 폐포 대식세포(macrophage)에 대한 장애→기도 청소 감소, 기도감염증의 증가
3. 폐부종+계면활성제 합성 저해→탄성의 저하
4. 저산소에 대한 혈관의 반응성 저해→폐내 shunt의 증가, 환기혈류비의 이상
5. 혈관 내피와 폐포 상피세포의 재생 장애→섬유증, 이형성증
6. 폐의 성숙 장애→환기면적의 감소

고농도 산소가 폐손상을 야기한다는 보고가 많다.

건강한 성인이나 성숙동물이라도 100% 산소를 흡입하면 수 시간 내에 후두염(tracheitis : 기침, 흉골하의 불쾌감, 기도 점액속도 저하)에 걸리고,[1, 2] 16~24시간에 후두염이 진행하여 24~48시간에는 호흡 곤란을 보이며[3] 폐활량(vital capacity)도 저하한다.[4]

출생 후 처음 24시간 동안에 폐포 안으로 모세혈관으로부터 단백질이 누출한다. 100% 산소 흡입으로 인하여, 폐포 type II 세포 수의 손상[7]과 과형성[8]으로 폐포 표피세포의 변화[9]가 생겨 계면활성제가 부족해지며,[10] 미숙동물에서 BPD 모양의 병리학적 변화가 일어난다.[11~14]

1. 어느 정도 낮은 농도의 산소에서도 폐손상을 일으키는지는 아직 불분명하다.
2. 80% 이상의 산소에 3일 이상 노출되면, 폐포의 대식세포의 기능이 저하한다.[15]
3. 성인에게는 60% 미만의 산소가 분명하게 나쁘다는 증거는 없다.[16]
   신생아는 60~70% 이상의 산소에 며칠간 노출되면 폐에 손상을 일으키기 쉽다.[16]
4. 미숙아의 폐나 type II 세포는 만삭아의 폐보다도 산소장애에 대한 저항력이 약하다.[18]

저출생체중아는 만삭아와 비교해 항산화 효소(antioxidant enzymes)의 유도를 시작하는 항산화 시스템의 발달이 늦는다고 보고되고 있다.[19~24] 동물 종에 따라서는 신생동물이 성숙동물보다 산소 중독에 강하지만[25] 이것은 산소 노출 후 신속하게 항산화 효소(antioxidant enzymes)가 유도되는 능력에 따른다.[26]

항산소 방어기구에 관여하는 비타민 A와 E, 셀레늄(selenium) 미량원소는 임신 후기에 태반을 통해서 이동하므로, 저출생체중아에서는 세포의 종합적인 항산소 방어기구의 구성물질이 부족할 가능성이 있다.

이상으로부터,

만성 폐장애를 방지하기 위해서는

1. 저출생체중아에서는 흡입산소 농도를 가능한 한 낮게 한다.
2. 60% 이상의 산소투여가 필요한 경우에는, 가능한 한 신속하게 흡입산소농도를 줄일 수 있도록 처치(CPAP, 계면활성제 보충요법, PEEP를 사용한 양압환기법, HFO 등의 병용)를 강구하는 것이 바람직하다.

4. 산소투여의 지표

아래에 여러 가지 지표를 그림으로 나타냈다.

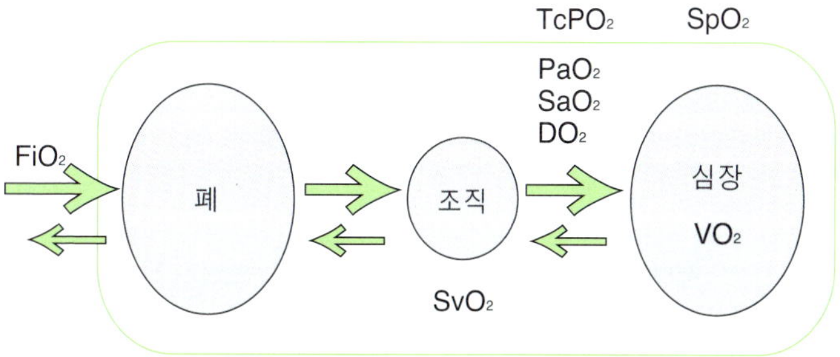

PaO_2 : 동맥혈 산소분압	$TcPO_2$: 경피적 산소분압
SaO_2 : 동맥혈 산소포화도	SpO_2 : 경피적 산소포화도
DO_2 : 산소운반능	SvO_2 : 정맥혈 산소포화도
VO_2 : 산소소비량	

$DO_2 = CO[(Hb)\ (\%Sat)\ (1.36) + (PaO_2)\ (0.0031)]$

CO : 심박출량 Hb : 혈색소량 %Sat : SaO_2

1.36 : 37°C에서 Hb1g에 결합하는 산소량 1.36ml

0.0031 : 37°C에서 혈액 100ml에 용해하는 산소량 0.0031ml

임상적으로는 PaO_2, $TcPO_2$, SaO_2, SpO_2의 값을 환산하는 것이 쉽게 행해지고 있지만, 실제로는 성격이 다른 값이며, 각각 따로따로 고려할 필요가 있다.

PaO_2(동맥혈 산소분압)

산소 투여의 지표로 동맥혈 산소분압(PaO_2)이 널리 이용되고 있지만, 반드시 최선의 것이라고는 할 수 없다. 왜냐하면 산소화라는 것은 조직으로의 산소 공급량(DO_2)과 조직에서의 산소 소비량(VO_2) 사이의 균형 상태를 나타내는 말이므로,[27] PaO_2만으로 충분한 평가를 내리는 것은 불가능하다.

PaO_2(동맥혈 산소분압)

1. PaO_2를 50~80mmHg으로 유지한다.[28]
   근거:
   ① 성숙아인 경우, PaO_2가 45~50mmHg 이하가 되면 폐혈관의 수축 등이 유발된다.[29]
   ② 극소 저출생체중아인 경우, PaO_2가 80mmHg 이상인 기간과 중증 미숙아 망막증의 발생 빈도가 상관한다.[30]
2. 극소 저출생체중아인 경우, PaO_2를 45~60mmHg로 유지한다.
   근거 : 극소 저출생체중아의 PaO_2는 40.8 ± 3.6mmHg[31]
3. 만성기에는 PaO_2를 50~60mmHg로 유지한다.[32]
   근거 : 미상

$TcPO_2$(경피적 산소분압)

장점과 한계

1. 지속적으로 PaO_2를 모니터할 수가 있으므로, 급성기에 실시하는 간헐적 동맥 채혈에 대신하는 귀중한 보조 수단이 된다.
2. 조직의 순환 부전을 수반하는 중증아의 경우, 피부의 순환이 현저하게 변화하므로, PaO_2를 평가하는 데 $TcPO_2$는 부정확한 방법이다.
3. 연령의 증가와 함께 PaO_2와의 상관관계가 나빠진다.
4. 가열에 의한 화상의 위험이 있다.

SpO_2(경피적 산소포화도)

1. SpO_2를 92~98%로 유지한다.[33]
   근거 : 생후 60시간까지의 정상 신생아의 SpO_2는 94±3%[34]
2. 아이의 환기 장애의 정도에 따라, 인공호흡기의 설정, 산소농도도 감안
   중등도 이하의 경우 SpO_2는 95~98%로 유지된다.
   중증의 경우 SpO_2는 92~95%도 부득이하다.

※ 경피적 산소포화도는 펄스 옥시미터(pulse oximeter)로 측정한다. 펄스 옥시미터로 표시하는 산소포화도는 제조사에 따라 2~3% 다르다. 비교적 낮게 표시되는 기종에서는 위의 산소포화도보다 2~3% 낮은 값으로 바꿔 읽는다.

SpO_2(경피적 산소포화도)의 장점과 한계

1. 대부분의 산소는, 혈액 중의 헤모글로빈과 결합해 운반된다. 따라서, SpO_2는 PaO_2보다 직접적인 모니터라고 할 수 있다.
2. 교정할 필요 없이 즉시 측정할 수 있다.
3. 장시간 장착할 수 있어 화상의 염려도 적다.
4. $TcPO_2$에 비하여 말초순환부전 상태에서도 측정할 수 있으며, 연령이 증가하여도 측정에 문제가 없다.
5. 산소해리곡선의 특성상 저산소혈증에 의한 작은 변화라도 SpO_2에서는 큰 변화로서 표시된다.
6. 산소해리곡선의 특성상 고산소혈증에 대해서는 측정이 불가능하다.
7. 헤모글로빈 F(태아 헤모글로빈), pH, 체온, 그리고 2, 3－DPG 등에 의해 영향을 받는다.

※ 펄스 옥시미터(pulse oximeter) 활용법을 참조한다(p.102).

DO_2, VO_2 와 SvO_2 장점과 한계

1. 이론적으로는 DO_2와 VO_2를 측정함으로써 정확하게 산소화를 평가할 수가 있다.
2. 폐동맥으로부터 얻을 수 있던 SvO_2는, 조직으로부터 환류한 혈액의 산소 용량을 직접 측정할 수가 있다. ICU에 대해 지속적인 SvO_2의 모니터링이 널리 행해지고 있다. 그러나 신생아에서 SvO_2를 보기 위해서는 제정맥을 통해서 우방에 가는 광섬유 카테터(fiber optic catheter)를 유치하지 않으면 안 된다.
3. 산소 공급량은 소비량의 4~5배가 정상이므로, 일반적으로 SvO_2는 75~80%를 나타낸다. 예를 들어, PaO_2의 급격한 저하에도 불구하고 SvO_2가 상승하는 경우에는, 관류 장애로 중대한 조직 장애를 나타내고 있는 것이다.[1)]

유감스럽지만 과학적으로 증명된 산소투여법은, 현재로서는 확립되어 있지 않다. 헤모글로빈 수치나 심박출량도 가미된 산소투여량의 측정 방법의 확립이 시급하게 요구되고 있다.

참고문헌

1 Sackner MA, Landa J, Hirsch J, Zapata A : Pulmonary effects of oxygen breathing. Annals of Internal Medicine, 82;40-43,1975.

2 Klein J : Normobaric pulmonary oxygen toxicity. Anest Anal, 70;195-207,1990.

3 Jackson RM : Pulmonary oxygen toxicity. Chest, 88;900-905,1985.

4 Klein J : Normobaric pulmonary oxygen toxicity. Anest Anal, 70;195-207,1990.

5 Davis WB, Rennard SI, Bitterman PB, Crystal RG : Pulmonary oxygen toxicity. Early reversible changes in human alveolar structures induced by hyperoxia. N Engl J Med, 309;878-883,1983.

6 Royston BP, Webster NR, Nunn JF : Time couse of changes in lung permeability and edema in the rat exposed to 100 per cent oxygen. J Appl Physiol, 69;1532-1537,1990.

7 Crapo JD, Perers-Golden M, Marsh-Salin J, Shelburne J : Pathologic changes in the lungs of oxgen-agdapted rats. Lab Invest, 39;640-653,1978.

8 De Los Santos R, et al. : One hundred percent oxygen lung injury in adult baboons. Amer Rev Respir Dis, 136;657-661,1987.

9 Brosemer RW, Rutter WJ : The effect of oxygen tension on the growth and metabolism of a mammalian cell. Exper Cell Res, 25;101-103,1961.

10 Holm BA, Notter RH, Siegle J, Matalon S : Pulmonary physiological and surfactant changes during injury and recovery from hypoxia. J Appl Physiol, 59;1402-1407,1985.

11 Coalson JJ, Kuehl TJ, Escobedo MB, et al. : A baboon model of bronchopulmonary dysplasia. Experi Mol Pathol, 37;335-350,1982.

12 Coalson JJ, Kuehl TJ, Escobedo MB, et al. : A baboon model of bronchopulmonary dysplasia. Experi Mol Pathol, 37;323-334,1982.

13 Klein J : Normobaric pulmonary oxygen toxicity. Anes Anal, 70;195-207,1990.

14 De Lemos RA, Coalson JJ, Gerstmann DR, et al. : Oxygen toxicity in the premature baboon with hyaline membrane disease. Amer Rev Respir Dis, 136;677-682,1987.

15 Sherman MP, Evans MJ, Campbell LA : Prevention of pulmonary alveolar macrophage proliferation in newborn rabbits by hyperoxia. J Pediatr, 112;782-786,1988.

16 Nash G, Blennerhassett J-B, Pontoppidan H : Pulmonary lesions associated with oxygen therapy and artifical ventilation. N Engl J Med, 276;368-374,1967.

17 Banerjee CK, Girling DJ, Wigglesworth JS : Pulmonary fibroplasia in

newborn babies treated with oxygen and artificial ventilation. Arch Dis Child, 47;509-518,1972.
18 Loo CK, Smyth GJ, Lykke AWJ : Effects of hyperoxia on surfactant morphology and cell viability in organotypic cultures of fetal rat lung. Exper Lung Res, 15;597-618,1989.
19 Frank L, Sosenko IRS : Failure of premature rabbits to increase antoxidant enzymes during hyperoxic exposure: increased susceptibility to pulmonary oxygen toxicity compared with term rabbits. Pediatr Res, 29;292-296,1991.
20 Autor AP, Frank L, Roberts RJ : Developmental characteristics of pulmonary superoxide dismutase: relationship to idiopathic respiratory distress syndrome. Pediatr Res, 10;154-158,1976.
21 Roberts RJ : Employment of pulmonary superoxide dismutase, catalase and glutathione peroxidase activity as criteria for assessing suitable animal models for studies of bronchopulmonary dysplasea. J Pediatr, 95;904-910,1979.
22 Frank L, Sosenko IRS : Failure of premature rabbits to increase antoxidant enzymes during hyperoxic exposure: increased susceptibility to pulmonary oxygen toxicity compared with term rabbits. Pediatr Res, 29;292-296,1991.
23 Rosenfield W, Concepcion L, Evans H : Serial trypsin inhibitory capacity and ceruloplasmin levels in premature neonates at risk from bronchopulmonary dysplasia. Amer Rev Respir Dis, 134;1229,1986.
24 大西鐘寿, 伊藤　進, 磯部健一, 今井　正, 近藤昌敏, 西田　朗：胎児生育限界をめぐって－小児科－第23回日本医学会総会 会誌Ⅳ, 338-339,1991.
25 Clark JM, Lambertsen CJ : Pulmonary oxygen toxicity. Pharmacol Rev, 23;37-133,1971.
26 Frank L, Bucher JR, Roberts RJ : Oxygen toxicity in neonatal and adult animals of various species. J Appl Physiol, 45;699-704,1978.
27 Duell GJ, Cornish D, Bartle RH, et al. : What constitutes adequate oxygenation? Pediatr, 85;39-41,1990.
28 Guidelines for perinatal care. 3rd ed. Elk Grove IL, American Academy of Pediatrics, 201,1992.
29 Moss AF, Emmanouilides GC, Adams FH, et al. : Response of ductus arteriosus and pulmonary and systemtic arterial pressure to changes in oxygen environment in the newborn infant. Pediatr, 33;937-944,1964.
30 Flynn JT, Bangalar EB, Snyder ES, et al. : A cohort study of trasnscutaneous oxygen tension and the incidence and severity of retinopathy of prematurity. N Engl J Med, 326;1050-1054,1992.
31 Emond D, Lachance C, Gagnon J, et al. : Arterial partial pressure of oxygen required to achive 90% saturation of hemoglogin in very low birth newborns. Pediatr, 91;602-604,1993.
32 竹内　徹　監訳, クラウス&ファナロフ：ハイリスク新生児の臨床第4版, HBJ出版局, 252,1995.
33 Hay WW, Thilo E, Cuvlander JB : Pulse oximetry in neonatal medicine. Clin Perinatal, 18;441-472,1991.

34 Brockway J, Hay WW Jr : Ability of pulse O2 saturations to accurately determine blood oxygenation. Clin Res, 36;227A,1988.

인공환기요법의 일반적 주의사항

체온관리	• 소생, 수술 등 특별한 처치를 하는 경우 이외에는 보육기 내에서 관리해 체온조절을 실시한다(극소 저출생체중아가 대부분이므로). • 재태기간이 작은 환아는 보육기 내의 가습을 충분히 실시한다(열의 상실, 불감증설에 대한 고려).
자세	• 관찰의 면에서는 앙와위가 좋다. • 환기(산소화), 진정, 영양(젖의 위내 정체시간)에 관해서는 복와위가 우수하다. • 급성기는 앙와위로, 상태가 안정되어 경관영양을 개시한 후는 복와위로 실시한다.
아이의 관찰	• 일반적인 아이의 관찰(피부색 등) • 흉부의 움직임 관찰(흡기시의 흉부의 움직임) : 충분히 환기되었는지, 과도하게 환기되어 있지는 않은지를 확인한다.
삽관 튜브의 선택	• 체중에 따라 삽관 튜브의 사이즈를 선택한다. 이후의 제거곤란 예방을 위해 새는 곳이 있는지 반드시 확인하고 새는 곳이 없으면 가는 사이즈로 변경한다.
모니터링	• 인공환기 중에는 충분히 환아를 관찰하고 호흡심박 모니터, 펄스 옥시미터, 경피적 산소분압, 이산화탄소 분압 모니터를 장착해 감시한다(전극첨부에 의한 피부의 손상, 화상, 압박에 의한 괴사 등에 주의). • 혈압측정(자동혈압계)을 실시한다.
혈액가스에 의한 환기 조건의 평가	• 동맥 라인의 유치에 따른다(혈압측정도 가능. 감염, 혈전의 위험이 있음). • 모세관 채혈에 따른다(순환부전이 존재하면 신뢰할 수 없다).
기관내 흡입	• 청진소견, 기관내 흡입물의 양상에 따라 흡입 간격을 판단한다. • 흡입은 단시간에 효율적으로 실시한다. • 펄스 옥시미터 등의 모니터링을 실시해 호흡기의 산소농도조절, 도청을 실시한다. • 감염 예방을 위해 청결조작
기관내 세척	• 회로 내를 충분히 가습하면 기본적으로는 불필요 • 분비물의 점도가 증가하면 생리식염수 0.5ml를 기관내 주입 후 Ambu bagging 후에 흡입을 시도한다. • 세척을 여러 차례 실시하는 것은 피한다.
진정	• 호흡기와의 fighting이 나타날 때는 진정제를 사용한다.
근이완	• 기흉 등 공기 누출, 위독한 폐기종 동반 시에 고려한다.

간헐적 양압 인공환기요법

인공호흡 관리의 의의와 목적

1. 적절한 혈액가스치를 유지한다.
2. 폐를 확장한다.
3. 호흡에 요구되는 에너지를 절약한다.
4. 폐고혈압증을 방지한다.
5. 이차적 폐손상을 방지한다.

인공호흡 관리의 적응증

1. 불충분한 폐포 환기
2. 지속성 기도 양압 호흡법(CPAP)을 사용하면서 60% 미만의 산소흡입에서는 개선되지 않는 저산소혈증[1)]
3. CPAP로 개선하지 않는 무기폐
4. 고도의 함몰 호흡
5. 과대한 호흡량
6. 호흡근 피로
7. CPAP나 테오필린, 독사프람의 투여로 개선되지 않는 심한 무호흡

인공호흡 관리를 요구하는 신생아 질환

1. 신생아 호흡곤란 증후군
2. 신생아 일과성 빈호흡
3. 태변흡입 증후군

4. 폐렴
5. 미숙아 무호흡 발작
6. 신생아 가사(asphyxia)
7. 패혈증/수막염
8. 폐저형성
9. 선천성 횡격막 헤르니아
10. 신생아 지속성 폐고혈압증
11. 심부전
12. 만성 폐질환

인공환기 중인 신생아에게 목표로 하는 혈액가스종

1. PaO_2 : 50~80mmHg[2)]
2. PCO_2 : 40~60mmHg[3)]

높은 PaO_2는 미숙아 망막증의 위험인자이다. 아래와 같이 폐손상 방지 관점에서 최대흡기압은 되도록 낮게 유지하고 싶기 때문에, PCO_2가 높은 듯해도 참는다. 그러나 저출생체중아에게 지나치게 높은 PCO_2는 뇌실내 출혈의 위험성이 증가한다.

1) 호흡기의 환기 조건

만성 폐장애 방지를 위한 바람직한 호흡기의 환기조건

1. 흡입산소농도는 가능한 한 낮게 하도록 노력한다.
2. 최대 흡기압은 가능한 한 낮게 하도록 노력한다.
3. PEEP는 산소가의 개선도와 순환 동태에 악영향을 감안해 적절한 값으로 설정한다.
4. 흡기시간과 환기횟수는 기초 질환의 병태에 따라 설정한다.

1. 고농도 산소와 높은 흡기압은 만성 폐장애의 발생에 중요하게 관련하고 있다. 저출생체중아의 인공환기에 있어서는 흡입산소농도와 최대 흡기압을 가능한 한 낮게 유지하도록 노력하는 것이 기본 전략이 된다.
2. 인공호흡 중의 산소가는 주로 흡입산소농도와 폐용량과 폐혈류/환기 maching에 의해 규정된다.
3. 따라서 산소가가 유지가 안 되는 경우에 흡입산소농도를 줄이기 위해서는 폐혈류/환기 maching을 악화시키지 않으면서 폐용량을 크게 하는 것이 필요하다. 그러기 위해서는 PEEP를 올리거나 흡기시간을 연장시키는 것이 선택된다.
4. 그러나 어느 경우도 평균 기도내압을 올리므로, 폐탄성이 큰 환자에서는 흉강에의 정맥 환류가 억제된다. 그러므로 순환 상태를 감안하면서 실시할 필요가 있다.
5. 이산화탄소 배출량은 분당 환기량에 비례한다.
6. 최대흡기압을 가능한 한 낮게 유지하기 위해서는, 흡기시간과 환기횟수를 적절히 설정할 필요가 있다.
7. 급성기를 지나면 흡기시간은 가능한 한 짧게 설정한다(예 : RDS에서도 계면활성제 보충요법 후는 0.4sec). 적절한 흡기시간의 설정을 위해서는, 환자의 호흡기능(특히 폐탄성, 기도저항, 호흡수)과 인공호흡기의 특성을 잘 파악해 두는 것이 중요하다.
8. 기본적으로는 폐탄성이 저하한 병태(예 : RDS의 급성기)에서는, PEEP를 올리거나 흡기시간을 길게 해 환기량을 확보함과 함께 호기시간을 짧게 해 폐포 허탈을 막는다. 기도저항이 큰 경우(예 : 태변흡입증후군)는 호기시간을 길게 취하지 않으면 air trapping의 위험성이 더한다.
9. 어느 경우도 최대흡기압을 가능한 한 낮게 하기 위해서는, PCO_2를 60mmHg 정도까지 유지시키고[3](permissive hypercapnia), 환자의 고통이 크다고 생각되는 경우에는 적절한 진정 처치를 병용한다.

TCPL에서는 원칙적으로 기도 내압은 흡기 · 호기 모두 일정하다. 기도내압과 폐포 내압과의 압력의 차이로 흡기 · 호기가 이루어진다. 흡기의

time cycled pressure limit(TCPL) 방식인 인공호흡기의 장점과 단점

time cycled pressure limit 방식의 인공호흡기는 인공호흡기 회로 내에 항상 흡입 가스가 흐르고 있으며, 환아가 원할 때에 흡기를 실시할 수 있는 데다 일정 시간마다 호기판이 닫혀 강제환기(intermittent mandatory ventilation/IMV)가 이루어진다. 신생아는 Hering-Breuer 반사가 강하기 때문에 IMV 시에도 저항이 적고, fighting도 적다.

초기에는 주로 기도저항이 작고 탄성이 큰 폐포에 가스가 유입해 가스의 일부가 흡기 종료 시의 휴지기, 이른바 end-inspiratory pause(이하 EIP)에는 기도저항이 큰 폐포에 재배분되어 불균등 환기가 보정된다. 흡기시간이 극단적으로 짧으면 1회 환기량이 감소한다. 그러나 1회 환기량의 대부분은 흡기의 초기에 폐에 유입하므로 흡기시간이 다소 짧아져도 환기량은 변함없고 따라서 PCO_2도 그다지 변화하지 않는다. 그러나 EIP가 없어지면 폐포간의 불균등 환기가 보정되지 않기 때문에 산소가가 유지되지 않을 수 있다.

TCPL 방식의 최대 장점

기도 저항이나 탄성이 변화해도 최대흡기압이 일정해 압손상이나 불균등 환기의 위험성이 적다.

TCPL 방식의 최대 단점

기도저항이나 탄성의 변화에 따라 1회 환기량이 변화한다. 그 때문에 환자의 호흡 상태나 끊임없는 각종 모니터링으로 혈액 가스 분석을 반복하면서, 환기 조건을 세밀하게 조정하는 것이 요구된다.

2) 기도 보호를 위해 적절한 가온 가습이 중요

가온가습기

신생아인 경우, 입가 온도를 성인과 같이 33°C로 하면 가습 효과가 불충분하므로 37°C 전후로 설정할 필요가 있다.

1. 충분한 가습을 얻기 위해서, 가온은 주로 가습기 본체로 행하도록 하고, 호스히터의 온도는 가습기 본체보다 1~2도 낮게 설정한다.
2. 보육기 내 온도가 35°C 이상인 경우는 온도 센서가 가열되기 때문에 가습기에 feedback이 걸려 가습기의 히터가 정지할 수 있으므로, 환아는 선소한 고온의 가스를 흡입할 위험성이 생긴다.
3. servo control 방식의 가온가습기는 radiant warmer나 보육기에 의한 회로의 가온 기능에 영향을 미친다.
4. 흡기가스 수분량으로서는 30~40mg/l가 권장되지만, 입가 온도 센서를 보육기 내의 회로 부분에 접속했을 경우, 보육기 내의 가열에 의한 영향을 받아 가습기 설정 온도를 37°C로 조금 높게 설정해 두어도, 흡기 가스 수분량은 30~40mg/l에 이르지 않는 경우가 있다. servo control 방식의 가온가습기의 온도센서는 보육기 외의 부분에 설치하고, 한편 보육기 내의 회로 부분에는 랩을 감으면 보육기 내 온도의 간섭을 최소한으로 줄일 수가 있다.
5. radiant warmer하에서도 같은 현상이 생길 수 있으므로, 환자 측 회로의 온도 센서를 알루미늄 호일 등으로 차단해 가온가습기로의 간섭 현상을 피하도록 할 필요가 있다.
6. 또 가스 유량이 많으면 가습이 불충분하게 될 가능성이 있으므로, 기도 내압을 유지할 수 있어 재호흡하지 않아도 되는 최소한의 유량에 멈추어두는 것이 안전하다. 통상은 TCPL 방식에서도 8~10l/분의 유량으로 충분하다.
7. 튜브 트러블이나 만성 폐장애를 방지하기 위해서는 흡기의 온도뿐만 아니라 습도의 연속 모니터링이 필요하다.

3) 환기 조건과 폐손상의 관계

(산소농도에 대해서는 '산소요법' (p. 16 참조)

최대흡기압(peak inspiratory pressure/PIP)

60% 미만의 산소를 투여하면서 IPPV를 시행한 경우에도 BPD의 증례가 보고되어 있다.[4)]
높은 PIP와 BPD의 강한 연관성이 보고되고 있으며,[6)] PIP를 낮게 유지하는 것으로 급성기의 폐손상이나 BPD의 발생률이 감소했다는 보고도 많다.[7~9)]

호기종말압(PEEP)

적절한 PEEP는 필요하다.

PIP와 달리 PEEP가 BPD의 발증에 작용하고 있다는 보고는 없고, 오히려 적절한 PEEP를 병용하는 것으로써 IPPV 중의 BPD의 발생률을 감소할 수 있었다는 보고가 있다.[10)]

환기량과 환기횟수

1회 환기량은 적은 듯하게→환기횟수는 많아진다.

미숙 염소를 정상의 PaO_2와 PCO_2를 유지하도록 3~4주간 인공환기했을 경우는, 15ml/kg×20/분의 쪽이 5ml/kg×60/분으로 인공환기했을 경우보다, 폐포의 이상 소견은 현저하다.[11)] 1회 환기량이 환기횟수보다 폐손상에 크게 관여하고 있기 때문이라고 생각된다.

(1) Barotrauma보다 Volutrauma

폐손상은 흡기압의 절대치보다 최대 흡기시의 과대한 폐용량에 더욱 상관한다고 보고되고 있다. 신생아는 재태기간이 짧을수록 흉곽의 탄성(compliance)이 크기 때문에, 같은 흡기압에서도 폐의 흡기용량은 커져, 폐손상을 받기 쉽다고 생각된다. 따라서, 이론적으로는 1회 환기량을 줄이는 것이 바람직하지만, 현시점에서는 환기량의 측정은 NICU에서는 아직 일반적이지 않기 때문에, 최대흡기압을 내리는 것으로 대응한다.

(2) 흡기시간과 환기횟수

폐손상과 흡기시간의 관계에 대해서는 아직까지 정론이 결정되어 있지 않다.

흡기시간을 길게 하고 PIP를 낮추고 환기횟수를 줄이는 것에 의해 BPD의 빈도는 감소했다[12]라는 보고가 있는 한편, (낮은 흡기압×긴 흡기시간)의 조합과 (높은 흡기압×짧은 흡기시간)의 조합에서 CLD의 발생률에 차이가 없다는 보고도 있다.[13~15]

(짧은 흡기시간×많은 환기횟수)의 편성이 (긴 흡기시간×적은 환기횟수)의 편성보다 기흉의 발생률이 적다[16~18]고 하는 보고가 있는 한편, 60/분 이상의 빈호흡에서는 gas-trapping이 생기기 쉬운 것을 경고하는 보고도 있다. [19, 20] 이러한 결과의 차이는, 인공환기를 필요로 한 폐의 기초병변과 그 병변시기에 크게 관계되어 있는 것은 아닐까 생각된다. 명확한 가이드라인을 제시하기 위해서는, 환자의 호흡 기능(탄성, 저항, 시정수 등)도 계측한 후의 비교시험이 필요하다.

(3) 근이완제

근이완제는 fighting하는 큰 영아에서는 기흉을 방지하는 유익한 점이 있지만[21~23], 작은 신생아에서는 산소화가 악화하거나[24], 근육의 성장 장애를 초래할 위험성이 있다. 북미의 NICU8 시설의 조사에서 저출생체중아의 생존율뿐만 아니라, BPD의 빈도가 가장 낮은 시설의 호흡관리법의 특색은, 삽관을 가능한 한 피하기 위해 5cmH_2O의 nasal CPAP를 적극적으로 시행하고, PCO_2는 60mmHg 정도까지 기다리며 삽관과 인공환기를 억제하고 있던 것(permissive hypercapnia)과 함께, 근이완제를 거의 사용하고 있지 않았던 것을 들 수 있으므로[3], 인공환기 중의 근이완제의 사용은 적응의 범위를 한정하기 바란다.

참고문헌

1 Banerjee CK, Girling DJ, Wigglesworth JS : Pulmonary fibroplasia in newborn babies treated with oxygen and artificial ventilation. Arch Dis Child, 47;509-518,1972.
2 Guidelines for Perinatal Care. 3rd ed. Elk Grove IL, American Academy of Pediatrics, 201,1992.
3 Avery ME, Tooley WH, Keller JB, et al. : Is chronic lung disease in low birth weight infants preventable? A survey of 8 centers. Pediatr, 79;26-30,1987.
4 Barnes ND, Glover WJ, Hull D, Milner AD : Effects of prolonged positive pressure ventilation in infancy. Lancet ii;1096-1099,1969.
5 Stahlman M, Hedvall G, Lindstrom D, Snell J : Role of hyaline membrane disease in production of later childhood lung abnormalities. Pediatr, 69:572-576,1982.
6 Taghizadeh A, Reynolds EOR : Pathogenesis of bronchopulmonary dysplasia following hyaline membrane disease. Amer J Pathol, 82;241-541,1976.
7 Moylan FMB, Walker AM, Kramer SS, et al. : The relationship of bronchopulmonary dysplasia to the occurrence of alveolar rupture during positive pressure ventilation. Crit Care Med, 6;140,1978.
8 Berg TJ, Pagtakhan RD, Reed MH, et al. : Bronchopulmonary dysplasia and lung rupture in hyaline membrane disease: Influence of continuous distending pressure. Pediatr, 55;51,1975.
9 Reynolds EOR, Taghizadeh A : Improved prognosis of infants mechanically ventilated for hyaline membrane disease. Arch Dis Child, 49;505,1974.
10 Berg TJ, Pagtakhan RD, Reed MH, et al. : Bronchopulmonary dysplasia and lung rupture in hyaline membrane disease: Influence of continuous distending pressure. Pediatr, 55;51-53,1975.
11 Pierce RA, Albertine KH, Starcher BC, Bohnsack JF, Carlton DP, Bland RD : Chronic lung injury in preterm lambs: disordered pulmonary elastin deposition. Amer J Physiol, 272;L452-460,1997.
12 Reynolds EOR, Taghizadeh A : Improved prognosis of infants mechanically ventilated for hyaline membrane disease. Arch Dis Child, 49;505,1974.
13 Bancalari E, Feller R, Gerhardt T, et al. : Prospective evaluation of different IPPV settings in infants with RDS. Clin Res, 28;870A,1980.
14 Heicher DA, Kasting DS, Harrod JR : Prospective clinical comparison

of two methods for mechanical ventilation of neonates: Rapid rate and short inspiratory time versus slow rate and long inspiratory time. J Pediatr, 98;957,1981.

15 Spahr RC, Klein AM, Brown DR, et al. : Hyaline membrane disease. Amer J Dis Child, 134;373,1980.

16 Oxford Region Controlled Trial of Ventilation Study Group. Multicenter randomised controlled trial of high against low frequency positive pressure ventilator. Arch Dis Child, 66;770-777,1991.

17 Pohlandt F, Bernsau V, Feilen KD, Hornchen H, Leonhardt A, Pooermann HC, Pringsheim W, Saule H, Schroder H, Wolff C : Reduction of barotrauma in ventilated neonates by increase in ventilation frequency. First results of a colloborative and randomised trial of two differnt ventilatory techniques. Pediatr Res, 19;1077,1985.

18 Heicher DA, Kasting DS, Harrod JR : Prospective clinical comparison of two methods for mechanical ventilation of neonates: Rapid rate and short inspiratory time vs. slow rate and long inspiratory time. J Pediatr, 98;957-961,1981.

19 Perez-Fontan JJ, Heldt GP, Targett RC, Willis MM, Gregory GA : Dynamics of expiration and gas trapping in rabbits during mechanical ventilation at rapid rates. Crit Care Med, 14;39-47,1986.

20 MacDonald KD, Wang PB, Wirtshaffer DD : Rapid rate performance of five infant ventilators. J Perinatol, 10;97-98,1990.

21 Cooke RWI, Rennie JM : Pancuronium and pneumothorax. Lancet, 1;286-287,1984.

22 Stark AR, Bascom R, Frantz ID Ⅲ : Muscle relaxation in mechanically ventilated infants. J Pediatr, 94;439-443,1978.

23 Henry W, Stevens DC, Schreiner RL, Grosfeld JL, Ballantine TVN : Respiratory paralysis to improve oxygenation and mortality in large newborn infants with respiratory distress. J Pediatr Surg, 14;7761-7767,1979.

24 Runkle B, Bancalari E : Acute cardiopulmonary effects of pancuronium bromide in mechanically ventilated newborn infants. J Pediatr, 104;614-617,1984.

25 Rutledge ML, Hawkins EP, Langston C : Skeletal muscle growth failure induced in premature newborn infants by prolonged pancuronium treatment. J Pediatr, 109;883-886,1986.

흡기동조 인공환기요법
(patient triggered ventilation/PTV)

1. 흡기의 유발(trigger) 방식

PTV는 환자의 흡기를 감지하는 방법에 따라 다음과 같이 분류된다.

① 기도 유속 유발 방식
② 기도 내압 유발 방식
③ 체표 호흡운동 유발 방식
(Graseby capsle 법, Impedance 법)

이론적으로는 복벽운동 유발 방식이 자발 흡기노력을 가장 빨리 감지할 수 있기 때문에 회로 내 물방울이나 분비물 등 영향을 받지 않는다. 재태 24~27주의 극소 저출생체중아에서는 기도 내 유발 방식보다 유발 감도가 양호했다는 보고가 있다.

한편, 체표 호흡운동 유발 방식에서는 센서의 장착법이나 장착 부위가 적절하지 않으면 오작동을 하고,[2] 기도 유속 유발 방식이나 기도 내압 유발 방식이 안정성이 높다는 보고가 많다.[3, 4] 저출생체중아에서는 흉벽의 운동은 일정하지 않기에 체표에 센서를 장착한 경우는 흉벽보다 복벽에 장착하는 것이 감도를 좋게 한다. 현 시점에서는 유발 방식에 우열은 가리기 어렵다.[6, 7]

유발(trigger) 응답시간

유발 응답시간이란, 환자의 흡기의 시작으로부터 인공호흡기에 의한 폐확장이 시작될 때까지의 시간이며, 아래의 ①과 ②를 더한 시간이다.

① 자발 흡기 개시부터 유발 센서가 흡기를 감지할 때까지의 시간

② 센서로부터의 신호가 인공호흡기에 보내져 호기판이 폐쇄되어, 환자의 삽관 튜브 내의 압이 올라가기 시작할 때까지의 시간

유발(trigger) 응답시간 = ① + ②

①은 환자의 호흡 패턴과 유발 센서 설정 레벨에 의해 결정되고, ②는 기계의 성능에 의해 결정된다. 현재 시판되고 있는 대부분의 신생아용 기종에서는 유발 응답시간은 150msec 미만으로 되어 있다.[8~10]

PTV 환기 모드

1. SIMV 모드

SIMV 모드에서는 설정한 횟수만 자발 흡기에 호흡기가 유발되어 흡기동조 강제환기를 한다.

2. ASSIST/CONTROL(A/C) 모드

ASSIST/CONTROL 모드에서는 감지된 모든 자발 호흡에 유발되어 흡기동조 강제환기가 들어간다.

2. 신생아용 PTV 장치가 갖추어야 할 성능

① 환아의 작은 흡기 노력을 인식할 수 있는 감도를 가진다.

② 기관 내 튜브 주위에서 새는 일이 있더라도 정확하게 흡기 노력을 인식할 수 있다.

③ 신속히 호기판을 폐쇄할 수 있다(유발 응답시간이 짧다).

④ 무호흡시의 백업 기능을 갖고 있다.

PTV의 잠재적 장점

환자의 흡기가 정확하게 유발되면, 이론적으로 PTV는 일반 IPPV와 비교해 다음과 같은 장점이 있다고 기대된다.

1. 환자의 고통이 적게 되어 fighting이 줄어든다.
2. 1회 환기량의 변동이 작아져 안정된다.[11)]
3. 뇌혈류량이나 혈압의 변동이 작아진다.[12)]
4. 산소가가 개선된다.[13~15)]
5. 호흡량이 경감한다.[16, 17)]
6. 흉강에의 정맥 환류가 용이해진다.
7. 환자가 PCO_2 레벨을 스스로 결정할 수 있다(과환기의 위험성이 줄어든다).
8. 호기 유발 기능(VIP-BIRD의 termination sensitivity 등)을 가지는 기종에서는 auto PEEP의 방지에 도움이 된다.

인공호흡기에 fighting이 있는 환아의 혈압이나 두개 내압은 변동이 크고 뇌실내 출혈[18, 19)]이나 폐손상[20)]의 원인이 될 수 있다. PTV에 의해 이 뇌혈류량의 변동이 경감한다고 보고되고 있다.[12)]

비교시험으로 증명된 PTV의 임상적 성과

일반적인 IPPV라는 비교시험으로 증명된 PTV의 장점은 다음과 같다.

1. 인공호흡기의 weaning 기간의 단축[21~23)]
2. 만성 폐장애의 발생률 저하[23, 24)]
3. 뇌실내 출혈의 빈도 저하[23)]

많은 비교시험을 했지만, 신생아 영역에서 PTV는 이론에 따른 임상적 성과가 아직 증명되어 있지 않다.[25)] 만성 폐장애 감소의 보고는 2건뿐이다.[23, 24)]

또 단 1건만 RDS의 비교시험에서 환기 기간을 단축하였으며, IVH나 BPD의 빈도도 PTV로 감소했다는 보고가 있다.[23)]

재태 28주 이상의 아이에서는 A/C 모드에서 최대흡기압을 서서히 내려가는 방법[26)]에 의해 weaning의 기간이 단축 가능하다는 것은 몇 개의 보고로 확인되고 있다. Greenough A등의 그룹은 재태 27주 미만의 만성 폐장애인 아이에서는 PTV에 동조하기 어렵고, weaning의 단축이 효과가 부족하다고 보고하고 있지만,[27, 28)] Chen JY의 그룹은 보다 미숙한 아이를 포함한 비교시험에서 weaning의 단축 효과를 보고하였다.[23)] Donn SM 등은 PTV에 동조한 가장 작은 환아는 체중이 480g이었다고 보고하였다.[22)] 長 등은 재태 24주, 출생 시 체중이 680g인 극소 저출생체중아를 체중이 840g인 생후 40일째에 PTV를 사용한 만성 폐장애의 치료에 성공했다고 보고하였다.[29)] 이때 사용한 인공호흡기 기종이 결과에 영향을 주었을 가능성이 있다.

3. 신생아에게 PTV를 시행하는 경우에 생기기 쉬운 문제점

이와 같이 신생아 영역에서 PTV가 이론적으로 기대되는 정도의 성과를 올리지 못하는 것은, 신생아에서 PTV를 시행하는 경우에는 다음과 같은 문제가 일어나기 쉽다는 것과 연관되어 있을지도 모른다.

신생아에게 PTV를 시행하는 경우 생기기 쉬운 문제점

체중이 적고, 기관 내 튜브가 가늘어 튜브 주변에 샐 위험이 큰 것과 관련해,

1. 감도 불량(asynchrony)
2. autocycle
3. 상대적으로 긴 유발 응답시간

신생아 중에서도 저출생체중아, 특히 재태 28주 미만의 초극소 미숙아인 경우, 환아의 흡기 노력을 유발하는 것이 곤란할 때가 있다.[30, 31]

또한 가는 기관 내 튜브를 사용하거나[32] 심한 폐장애가 있는 경우[33]에는 유발 응답시간이 길어져 PTV에 의해 오히려 fighting이 증강하거나 호흡량이 증대하는 경우가 있다.

이러한 감도 불량이나 유발 응답시간이 긴 경우는 센서의 유발 감도를 올리는 것이 좋지만, 센서의 감도를 너무 올리면 기도 내압, 유량 유발 방식에서는 회로의 물방울이나 기관 내 튜브 주위가 새는 것에 의해, 체표 호흡운동 유발 방식에서는 심첨박동에 의한 autocycle을 일으키는 경우도 드물지 않다.

또 PTV에서는 호흡기에 의한 환아의 호기시에 이러한 것을 막기 때문에 보통의 IPPV 시보다도 호흡시간을 짧게(0.2~0.4초) 설정하는 것을 권하는 의견도 있지만,[34, 35] 그렇게 하면 급성기의 탄성이 작은 폐에서는 저환기나 저산소혈증에 빠질 가능성이 있다.

신생아 영역에서 PTV의 적극적 적용

현 시점에서 신생아에 대해서 PTV의 도입을 적극적으로 생각하는 것은 다음과 같은 상황일 것이다.

1. weaning 시[21~23]
2. 비교적 큰 영아가 fighting 할 때[25]

한편, 위독한 폐장애의 급성기나 가는 기관내 튜브가 삽관되어 있는 환자에서는 유발 응답시간이 길기 때문에[33, 32] PTV의 장점을 살리기 어렵다.

PTV 시행 시 유의할 점

1. 만성기 환자의 PTV 중의 흡기시간은 0.2~0.5초와 IMV보다 짧게 설정한다.[34, 35]

2. 무호흡 시에 대비해 환자의 중증도와 병태에 따라 백업 속도(back-up rate)를 설정해 둔다.
3. 감도 불량(asynchrony)이나 autocycle의 점검을 위해서는 기도 내압이나 유량의 연속 모니터링이 필요하다.
   특히 P-V 곡선의 모니터링은 유용하다.
4. 자발 호흡에서는 복벽 운동이, 인공호흡기의 흡기 시에는 흉벽 운동이 도움이 되므로, 흉벽과 복부 운동이 관찰도 응답 불량이 조기 발견에 유용하다.
5. 호기 유발 기능(VIP-BIRD의 termination sensitivity 등)을 가지는 기종에서는 fighting이 눈에 띄는 환자에게 활용하면 좋다. 그러나 호기 유발 기능은 급성기에는 흡기시간을 짧게 해 산소화를 악화시킬 가능성이 있다.

SIMV 모드와 ASSIST/CONTROL(A/C) 모드의 사용

1. SIMV 모드는 충분한 흡기압으로 무호흡이나 폐의 허탈을 막는 것을 목표로 한다. 급성기에는ㄴ 약간 긴 흡기시간에 lung volume recruitment를 꾀한다.
2. A/C 모드는 최대흡기압을 낮추고, 흡기시간을 짧게 설정해 호흡량을 경감시켜, fighting을 피하는 것을 목표로 한다.

참고문헌

1 Laubscher B, Greenough A, Kavadia V : Comparison of body surface and airway triggered ventilation in extremely premature infants. Acta Pediatr, 86;102-104,1997.
2 Hird MF, Greenough A : Comparison of triggering systems for neonatal patient triggered ventilation. Arch Dis Child, 66;426-428,1991.
3 Hummer HD, Gerhardt T, Gonzalez A, Bolivar J, Claure N, Everett R, Bancalari E : Patient triggered ventilation in neonates: comparison of a flow-and an impedance-triggered system. Amer J Respir Crit Care Med, 154;1049-1054,1996.

4 Chan V, Greenough A : Evaluation of triggering systems for patient triggered ventilation for neonates ventilator-dependent beyond 10 days of age. Eur J Pediatr, 151;842-845,1992.
5 Nikischin W, Gerhardt T, Everett R, Gonzalez A, Hummler H, Bancalari E : Patient triggered ventilation: a comparison of tidal volume and chestwall and abdominal motion as trigger signals. Pediatr Pulmonol, 22;28-34,1996.
6 Grennough A, Hird MF, Chan V : Airway pressure triggered ventilation for preterm neonates. J Perinat Med, 19;471-476,1991.
7 Hird MF, Greenough A : Patient triggered ventilation using flow triggered system. Arch Dis Child, 66;1140-1143,1991.
8 Bernstein G, Clearly JP, Heldt GP, Rosas JF, Schellenberg LD, Mannino FL : The response time and reliability of three neonatal patient triggered ventilators. Amer Rev Respir Dis, 148;358-364,1993.
9 山口信行：吸気同調強制換気. NICU 7 春季増刊号, 162-168,1994.
10 Chan V, Grennough A : Neonatal patient triggered ventilatiors: Performance in acute and chronic lung diseases. Brit J Intensi Care, 3;216-219,1993.
11 Bernstein G, Heldt GP, Mannino FL : More consistent tidal volumes during neonatal synchronous intermittent mandatory ventilation(SIMV)than IMV. Pediatr Res, 29;308A,1991.
12 Govindaswami B, Heldt GP, Bernstein G, Bejar R : Reduction in cerebral blood-flow velocity variability in infants <1500g during synchronized ventilation(SIMV). Pediatr Res, 33;1258A,1993.
13 Servant GM, Nicks JJ, Donn SM : Feasibility of applying flow synchronized ventilation to very low birth weight infants. Respiratory Care, 37;249-253,1992.
14 Visveshwara N, Freeman B, Peck M, et al. : Patient triggered synchronized assisted ventilation of newborns. Report of a preliminary study and three years' experience.,1991
15 Clealy JP, Bernstein G, Heldt GP, Mannino FL : Improved oxygenation during synchronized vs. intermittent mandatory ventilation in VLBW infants with RDS: a randamized crossover design. Pediatr Res, 33;1226A,1993.
16 Jarreau PH, Moriette G, Mussat P, Mariette C, Mohanna A, Harf A, Lorino H : patient triggered ventilation decreases the work of breathing in neonates. Amer J Respir Crit Care Med, 153;1176-1181,1996.
17 Kopotic RJ, Mannino FL : Effects of infant ventilator design on spontaneous breathing. J Perinatol, 7;298-300,1987.
18 Perlman JM, Mcmenamin JB, Volpe JJ : Fluctuating cerebral blood-flow velocity in respiratory distress syndrome. N Engl J Med, 309;204-209,1983.
19 Perlman JM, Goodman S, Kreusser KL, Volpe JJ : Reduction in intraventricular hemorrhage by elimination of fluctuating cerebral blood-flow velocity in preterm infants with respiratory distress syndrome. N Engl J Med, 312;1353-1357,1985.

20 Greenough A, Wood S, Morley CJ, Davis JA：Pancuronium prevents pneumothoraces in ventilated premature babies who actively expire against positive pressure inflation. Lancet, 1;1-3,1984.
21 Chan V, Greenough A：Randamised controlled trial of weaning by patient triggered ventilation or conventional ventilation. Eur J Pediatr, 152;51-54,1993.
22 Donn SM, Nicks JJ, Becker MA：Flow-synchronized ventilation of preterm infants with respiratory distress syndrome. J Perinatol, 14;90-94,1994.
23 Chen JY, Ling UP, Chen JH：Comparison of synchronized and conventional intermittent mandatory ventilation in neonates. Acta Pediatr Japonica, 39;578-83,1997.
24 Bernstein G, Mannino FL, Heldt GP, et al.：Prospective randomized multicentre trial comparing synchronous and conventional intermittent mandatory ventilation in neonates. Pediatr Resea, 35;216A,1994.
25 Grennough A, Milner AD：Respiratory support using patient triggered ventilation in the neonatal period. Arch Dis Child, 67;69-71,1992.
26 Dimitriou G, Greenough A, Griffin F, Chan V：Synchronous intermittent mandatory ventilation mode compared with patient triggered ventilation. Arch Dis Child Fetal Neonatal Ed., 72;F188-190,1995.
27 Hird MF, Grennough A：Gestational age: an important influence on the success of patient triggered ventilation. Clin Phs Physiol Meas, 11;307-312,1990.
28 Chan V, Greenough A：Comparison of weaning by patient triggered ventilation or synchronous intermittent mandatory ventilation in preterm infants. Acta Pediatr, 83;335-337,1994.
29 長 和俊，小西峯生，嶋田泉司，葛西健郎，千田勝一，前田治雄，藤原哲郎：吸気同調式強制換気の使用が奏功した慢性肺疾患超低出生体重児の1例．新生児誌 31;378-383,1995.
30 Chan V, Greenough A：Neonatal patient triggered ventilations. Performance in acute and chronic lung disease. Brit J Intensiv Care, 3;216-219,1993.
31 Chan V, Greenough A：Influence of lung function and reflex activity on the success of patient triggered ventilation. Earl Hum Devel, 37;9-14,1994.
32 Nishimura M, Hess D, Kacmarek RM：The response of flow-triggered infant ventilators. Amer J Respir Crit Care Med, 152;1901-1909,1995.
33 John J, Bjorklund LJ, Svenningsen NW, Jonson B：Airway and body surface sensors for triggering in neonatal ventilation. Acta Pediatr, 83;903-909,1994.
34 Upton CJ, Milner AD, Stokes GM：The effect of changes in inspiratory time on neonatal triggered ventilation. Europ J Pediatr, 149;668-670,1990.
35 Greenough A, Greenall F：patient triggered ventilation in premature neonates. Arch Dis Child, 63;77-78,1988.

고빈도 진동 인공환기요법
high frequency oscillatory ventilation/HFOV
high frequency oscillation/HFO

1. HFO에 기대되는 효과

만성 폐질환(Chronic lung disease/CLD)의 발생과 병태 생리에 관련해 HFO에 기대되는 효과로는 다음과 같은 것을 들 수 있다.

HFO에 기대되는 효과

1. 환기압(최대 흡기압)을 CMV보다 낮게 유지하는 것으로, high volume injury (volutrauma)를 회피할 수 있다.
2. HFO에 의해 폐용량을 조금 높게 유지해, 폐포의 허탈 재확장에 의한 low volume injury (shear stress)를 회피할 수 있다.
3. 매우 작은 1회의 환기량으로써 고빈도로 환기한다는 HFO의 특성에 의해, 탄성이 다른 구획 사이에서도 환기량이 차이가 나타나기 어렵고, 지금까지의 인공 환기법(conventional mechanical ventilation/CMV)으로 일어나기 쉬운 불균등 환기의 악화가 적다.

그러나 HFO에서의 환기량은 기도저항의 영향을 받기 쉽고, 기도저항이 다른 구획 사이에서는 불균등 환기를 오히려 조장할 가능성도 있다.

2. HFO 사용의 실제

호흡 장애를 갖는 저출생체중아에 대한 기계적 인공호흡법으로서의 HFO의 사용 방법으로서는, 예방적 사용(prophylactic or elective use)과 구원적 사용(rescue use)이 고려된다.

1) CLD 예비군의 환아에 대한 HFO의 예방적 사용

Prophylactic use란 호흡 장애(RDS)의 조기부터 HFO를 사용하는 것으로 CLD에의 진행을 예방하는 것으로 지금까지 몇 개의 비교시험이 보고되고 있다.[1~6] 이러한 비교시험 속에서 study design 등을 정리해서 HFO와 CLD의 관계에 대해 검토해 보면, 다음과 같이 집약된다.

CLD 예비군의 환아에 대한 HFO의 예방적 사용

1. 조기부터 HFO를 사용한 군에서는 CLD의 빈도는 CMV와 비교해 낮은 경향이 있었지만(HIFI 연구 이외의 연구에 대해서만) 어느 연구에서도 통계학적인 유의차는 없었다.
2. 사망 또는 CLD를 발병한 빈도는 조기부터 HFO를 사용한 군에서는 CMV군에 비해 의미 있게 낮았다.
3. HFO를 사용할 때에 high lung volume strategy, 즉 비교적 높은 MAP의 사용이나 sustained inflation (sigh)의 수법에 의해 폐용량을 비교적 높은 곳에 유지해 환기를 하는 방법을 이용한 군에서는, CMV군에 비해 CLD의 빈도는 의미 있게 낮았다.

그 밖에 몇 가지 연구에서는 산소투여기간이 HFO의 조기 사용에 의해 의미 있게 단축했다. 그러나 어느 연구에서도 기계적 인공호흡 관리의 기간에는 유의차를 나타내지 않았다.

HFO의 장점을 충분히 이끌어낼 수 있는 조건으로 사용하면, CLD의 발생은 적어진다고 생각되지만, 다른 환기법에서도 섬세한 환기 조건의 조정에 의해 같은 효과를 올리는 것은 가능하고, 반대로 HFO라도 상황에 따라서는 오히려 폐질애를 악화시킬 가능성도 있는 것을 숙지해야 한다고 생각된다.

2) 확립한 CLD 환아에 대한 HFO의 구원적 사용

CLD의 증례에 rescue로서 HFO를 사용하는 목적으로는 다음의 두 가지가 있다.

확립한 CLD 환아에 대한 HFO의 구원적 사용

1. HFO의 사용으로 기계적 인공환기에 의한 악순환을 끊어 CLD의 진행을 막는다.
2. HFO에 의해 CMV에서는 얻을 수 없었던 산소화와 CO_2 제거(elimination)의 개선을 기대한다.

CLD의 증례에 rescue로서 HFO를 사용했을 경우에, CMV와 비교해 유효한지 어떤지에 관해서는 제대로 된 대조연구는 없다. case report로서의 보고 [7~12)]에서도 HFO가 유효한 것도 있고 그렇지 않은 것도 있어 일정하지 않다.

HFO에 의해 얻을 수 있었던 긍정적인 효과로서 보고되고 있는 것으로는 산소화의 개선, CO_2 제거(elimination)의 개선, 무기폐의 소실, 기종성 병변의 개선, 기계적 인공호흡 기간의 단축 등이 있다. 한편, HFO의 부정적인 효과로는, 산소화나 CO_2 제거의 개선을 얻을 수 없으며, 기종성 병변이 오히려 악화되거나 기관내 분비물의 증가로 오히려 무기폐를 반복하거나 기관 내 분비물의 증가 또는 기관 내 튜브에 의한 기관벽의 손상에 의해 진동(oscillation) 효과가 충분하지 않다는 보고가 있다.

이와 같이 CLD에 대한 HFO의 효과에 대한 보고는 일정하지 않은데, 그 이유로는 다음과 같은 것을 들 수 있다.

(1) HFO를 개시하는 시기의 문제

조기의 CLD에 HFO를 사용했을 경우가 효과가 있다는 보고도 있다. 즉 기도병변의 출현 유무 또는 불균등 환기를 나타내는 병변의 정도에 따라 HFO의 효과에 차이가 날 가능성이 있다.

(2) HFO의 설정, 특히 지속적인 적절한 평균 기도 내압의 문제

CMV 시보다 조금 높은 평균 기도 내압을 사용하는 것이 효과가 있었다는 보고가 있지만, 이것도 무기폐 병변, 기종성 병변의 정도에 따라 적절한 평균 기도 내압의 값은 다르다고 생각된다.

(3) HFO 시행 중의 환자 관리의 문제

증가한 기도내 분비물을 어떻게 처치하는지, 기관내 튜브가 기관 내벽에 붙었을 때 어떻게 대처해 나갈지 등을 들 수 있다.

이것들을 어떻게 해결해 나갈지에 대해서는 유감스럽지만 아직도 충분한 검토는 이루어지지 않고 개개의 증례에 따라 대처해야 한다고 생각된다.

참고문헌

1 Clark RH, Gerstmann DL, Null DM, deLemos RA：Prospective randomised comparison of high-frequency oscillatory and conventional ventilation in respiratory distress syndrome. Pediatr, 89;5-12,1992.

2 Gerstmann DR, Minton SD, Stoddard RA, Meredith KS, Bertrand JM：Results of the Provo multicenter surfactant high-frequency oscillatory ventilation controlled trial. Pediatr Res, 37;333A(abstract),1995.

3 The HIFI Study Group：High-frequency oscillatory ventilation compared with conventional mechanical ventilation in the treatment of respiratory failure in preterm infants. N Engl J Med, 320;88-93,1989.

4 The HIFI Study Group：High-frequency oscillatory ventilation compared with conventional mechanical ventilation in the treatment of respiratory failure in preterm infants: assessment of pulmonary function at 9 months of corrected age. J Pediatr, 116;933-940,1990.

5 The HIFI Study Group：High-frequency oscillatory ventilation compared with conventional mechanical ventilation in the treatment of respiratory failure in preterm infants: neurodevelopmental status at 16 to 24 months of postterm age. J Pediatr, 117;939-946,1990.

6 Ogawa Y, Miyasaka K, Kawano T, Imura S, Inukai K, Okuyama K, Oguchi K, Togari H, Nishida H, Mishina J：A multicenter randomized trial of high-frequency oscillatory ventilation as compared with conventional mechanical ventilation in preterm infants with respiratory failure. Early Hum Dev, 32;1-10,1993.

7 吉田菜穂子, 四方卓磨, 白石 公, 辻井 久, 土井康生, 衣笠昭彦, 沢田 淳：High Frequency Oscillation (MERA Hummingbird BMO 20N)で長期の

呼吸管理を行ったBPDの超低出生体重児の1例. 新生児誌 24;621-627,1988.
8 今西雅彦, 田中昌明, 福田純男, 永井浩司, 山田 薫, 石井睦夫, 堀江昌代, 西尾公男, 平田靖二, 犬飼和久, 鬼頭秀行, 小川次郎：慢性肺疾患(CLD)に対する高頻度振動換気(HFO)の使用. 未熟児新生児誌 1;114,1989.
9 三村俊二, 藤本陽子, 佐々木順子, 中川恒夫, 長江秀利, 越知信彦, 木戸真二, 兼子哲一, 永井 秀, 袴田 享, 矢沢 武：HFOVによるBPDの早期人工換気療法離脱の試み. 新生児誌 254;170-171,1989.
10 久呉真章, 山崎武美, 川越宏幸, 新谷幸弘, 寺島和浩, 鍋谷まこと, 亀田愛樹, 岡 本蔵：気管支肺異形成に対する高頻度振動換気法の使用. 新生児誌 28;333-336,1992.
11 今井由美子, 呉 有晃, 木口雅尋, 板橋家頭夫, 奥山和男：超低出生体重児慢性肺疾患に対する high frequency oscillation(HFO) の使用経験. 新生児誌 28;190-196,1992.
12 山家宏宣, 樋口隆造, 番 浩, 平野仁美, 下山田洋三, 住山景一郎, 野田英作, 小林昌和, 小池通夫：超低出生体重児の Wilson-Mikity 症候群 4 例に対する高頻度振動換気 high frequency oscillation(HFO)の使用経験. 新生児誌 30;798-804,1994.

발관기준과 발관 전후의 처치

1. 발관기준

1) 발관기준의 의의

불필요한 인공환기를 계속함으로써 환아에게 아래의 불이익이 있다.

불필요한 장기삽관

1. 호흡기 감염의 기회를 증가시킨다.
2. 기관지폐 이형성증의 악화 원인이 된다.
3. 기도병변의 동반을 증가시킨다.
4. 입원기간을 장기화하여 의료비 증가로 이어진다.

또 무리한 조기발관에 의한 실패는 환아에게 아래의 불이익이 있다.

무리한 조기발관

1. 호흡 순환 상태를 악화한다.
2. 재삽관으로 후두부의 자극을 증가시킨다.
3. 저산소혈증, 고탄산가스혈증 등에 의해 두개내 출혈, 폐출혈 등의 위험성을 증가시킨다.
4. 결과적으로 인공환기의 기간을 더 장기화한다.

이상과 같은 이유로 적절한 발관시기를 객관적으로 평가해야 한다.

2) 발관기준

발관의 지표에 관해서 다음과 같은 것이 판명되어 있다.

발관의 지표

1. 혈액 가스의 결과로 발관의 성공 여부를 판단하는 것은 곤란[1]
2. 발관 성공 예에서 폐흉곽 탄성(Crs)이 의미 있게 높다.[2, 3]
3. 발관 성공 예에서 기도저항(Rrs)이 의미가 있게 낮다.[2]
4. 발관 성공 예에서 울 때 폐활량(CVC)이 의미 있게 많다.[1, 3]
5. 무호흡이 나타나는 미숙아에게서는 폐기능만으로 발관의 성공 여부를 판단하는 것은 곤란하다.[3, 4]

발관지표의 선택을 통해 검토한 발관기준은 적다. 일례를 아래에 예시하였다.

발관기준

1. 출생 시 체중이 1,500g 이상인 아이
   ① Crs 0.6ml/cmH 20/kg 이상
   ② CVC 15ml/kg 이상
2. 출생 시 체중이 1,500g 미만인 아이(무호흡일 가능성이 있는 아이)
   상기 ①, ②의 기준에 더해 기도폐색법[6]을 이용한 중추성 호흡기능의 평가도 실시한다.
   ③ % prolongation+10% 이상

2. 발관 전후의 처치

1) 발관 전후 처치의 의의

발관 전후의 처치를 적절히 실시함으로써 발관의 실패, 발관에 따른 합병증을 최소한으로 억제해 아이에 대한 부담을 경감할 수가 있다.

2) 발관 전에 주의할 점

발관을 순조롭게 성공시키기 위해서는 발관 전에 다음과 같은 점에 주의할 필요가 있다.

발관 전에 주의할 점

1. 일손이 많은 낮에 실시한다.
2. 안저검사를 시행한 날에는 실시하지 않는다.
3. 질병의 악화기에는 실시하지 않는다.
4. 환아에게 유리한지(호흡, 영양 등 환아의 상태에서 우선해야 할 순서) 고려해 실시한다.

3) 발관 후 주의할 점

발관 실패를 최소로 하기 위해 다음과 같은 합병증에 주의한다.

발관 후 합병증

1. 무기폐
2. 무호흡 발작
3. 저산소혈증, 고탄산가스 혈증
4. 후두부종

발관 후 합병증의 예방

1. 충분한 가습을 실시한다.
2. 무호흡의 평가를 실시해 필요하면 약제 투여, 코의 CPAP를 실시한다.
3. 발관 직후의 흡입산소농도를 발관 전보다 5% 정도 높게 설정해 경피산소 · 탄산가스 분압 모니터, 펄스 옥시미터 등으로 엄중한 관찰을 실시한다.
4. 흡기성 호흡곤란이 나타났을 경우에는 후두경에 의한 관찰을 실시하고, 필요하면 약제 흡입 처치를 실시한다.

참고문헌

1 長田　厚：抜管基準としての啼泣時最大吸気流量の検討．日児誌 95;2015-2022,1991.

2 Balsan MJ, Jones JG, Watchko JF, et al.：Mesurements of pulmonary mechanics prior to elective extubation of neonates. Pediatr Pulmomol, 9238-9243,1990.

3 長谷川久弥：新生児抜管基準の検討 第１編－肺機能からみた抜管基準－．日児誌 98;1877-1885,1994.

4 Veness-Meehan KA, Richter S, Davis JM：Pulmonary function testing prior to extubation in infants with respiratory distress syndrome. Pediatr Pulmonol, 9;2-6,1990.

5 長谷川久弥：新生児抜管基準の検討 第２編－無呼吸発作の評価－．日児誌 98;1886-1893,1994.

6 Gerhardt T, McCarthy J, Bancalari E：Effect of aminophylline on respiratory center and reflex activity in premature infants with apnea. Pediatr Res, 17;188-191,1983.

경비 지속 양압 호흡법
(Nasal CPAP)

1. 경비 지속 양압 호흡법
(Nasal Continuous Positive Airway Pressure/Nasal CPAP)

경비 지속 양압 호흡법

1. 흡기 · 호기 전체에 양압을 걸어서 말초 기도의 허탈을 예방하며, 기능적 잔기량(FRC)을 유지해 호흡 장애를 개선시킨다.
2. 폐색성 무호흡이나 기관협착에 유용하다.
   큰 기도에서 개통 유지 효과가 있다.
3. 자발 호흡이 충분하고 환기가 유지 가능한 것을 전제로 탄산가스가 축적되는 경우나 순환부전 · 심기능부전을 동반하는 경우는 기관내 삽관에 의한 환기의 적응이 된다.

1) 경비 지속 양압 호흡법(Nasal CPAP)의 의의

지속 양압 호흡법(CPAP)은 강제적 압력호흡을 하지 않는다는 점에서 비침습적인 보조 환기 요법인데, 그것을 기관내 삽관이 아니라 경비적으로 실시하는 데는 다음의 세 가지 장점이 있다.

- 기도 저항이 적고 그만큼 호흡량이 적어도 된다.
- 기관내 삽관 조작 자체의 회피
- 삽관 관리에 수반하는 기도 감염의 회피 : 호흡관리에 수반하는 기도 감염증은 각종의 사이토카인을 통해 폐장애를 악화할 뿐만 아니라, 특히 황색 포도상구균 감염증의 경우는 과립(granulation)에 의한 기관협착 · 기관연화증의 원인이 된다. 이것들은 만성 폐질환을 만들거나 발관 곤란증의 원인이 되고 있다.

2) Nasal CPAP 적응의 변천

처음에는 삽관이 필요하지 않은 경증 또는 중등도의 급성 호흡장애의 치료로 등장했다. 삽관에 의한 인공환기의 보급에 수반하는 일시 사용빈도가 저하하고 있었지만, 최근 비침습적인 환기 보조법으로 CLD의 예방이라는 관점에서 재평가되고 있다.[1]

Nasal CPAP의 CLD에 대한 의의

1. 처음부터의 적용에 의한 중증진행을 예방(CLD 예방 효과)[2]
2. 삽관에 의한 합병증(기도 감염, 성문하 협착, 기관협착, 기관연화증)의 감소
3. 고압이나 고산소의 환기에 의한 기도 손상의 감소
4. 조기 호흡기 이탈[3] · 재삽관율의 저하[4]
5. 무호흡 발작의 예방과 치료

RDS에 대해서도 인공폐 계면활성제 보충요법 후의 적극적 Nasal CPAP 관리가 시도된다.[5]

2. 사용 기기

1) 인공호흡기

보통의 호흡기의 CPAP 모드로 시행. 현재 nasal-prong는 몇 개 회사의 제품이 수입되고 있다(Hudson사, Novametrix사[5]). 확실한 고정이나 복와위가 가능한지 어떤지가 과제로, 전국조사(1997)에 의하면 자작의 prong 사용시설도 10% 있고, 이 중 Kawagutsi(川口)식 카메라는 국내 메이커로부터 판매 예정이 되고 있다.[6]

2) 전용기

현재 1기종이 시판되고 있다(Infant flow™).

3) 자가 제작한 CPAP 장치

산소와 공기의 공급원 · 산소－공기 혼합기(oxygen blender) · 가온 가습기 · 호기에서 PEEP를 걸치는 장치가 있으면 만드는 것이 가능해 싸고 간편하지만, 일본에서 행해지는 경우는 적다.

3. 장착의 실제

① 위 튜브를 경구적으로 삽입
② 처음 시작하는 압력은 5~6cm H_2O, 효과가 있는지 보고 2cm H_2O씩 10cm H_2O까지 상승시킨다.
③ 복와위 유지는 호흡 기능면과 무호흡에 효과가 있다.
④ 비강 입구부 · 비중격의 관찰과 손상 경감을 위해 휴지기간을 설정한다.
⑤ prong의 적절한 고정에 유의한다(부작용 항을 참조).

4. 부작용과 유의사항

① 흉강 내압 상승에 의한 심기능 억제
→혈압 모니터, 순환 혈액량의 유지 관리
② 복부 팽만(CPAP belly syndrome)
공기연하가 원인인 것 외에 소화관 혈류감소작용도 있다고 알려져 있다. 소화관 통과 장애, 담즙성 위액도 나타난다.
→위 튜브 꼭지를 개방, 우유의 감량이나 금식, 수액
③ 두개 내압 : 두개 내압 항진, 혈압 저하에 의한 뇌순환 감소
→선택적으로 사용한다.

④ 폐혈류의 감소→선택적으로 사용한다(폐혈류 감소성 심질환에의 적응에는 문제가 있다).

⑤ 비강 입구부와 비중격의 손상[7)]

비강 입구부와 비중격 손상의 대책

1. 적절한 크기의 prong 사용. 손상을 염려하여 비공부가 작은 것을 선택하면 고정이 힘들어지기 쉽다.
2. 비강으로 내리누르지 않는 고정법을 택한다.
3. 무게가 코에 실리지 않도록 회로에 여유를 둔다.
4. 간헐적으로 사용한다.
5. 해설 비디오 등을 이용하여 레지던트나 간호사에게 고정법을 교육한다.

참고문헌

1 Avery ME, Tooley WH, Keller JB, et al. : Is chronic lung disease in very low birthweight infants preventable? A suevey of eight centers. Pediatr, 79;26-30,1987.

2 Gittermann MK, Fusch C, Gittermavnn AR, et al. : Early nasal continuous positive airway pressure treatment reduces the need for intubation in very low birth weight infants. Eur J Pediatr, 156;384-388,1997.

3 Rosemary DH, Susan ERC, Jonathan MD : Nasal Continuous positive airway pressure facilitates extubation of low bieth weight neonates. Pediatr, 88;999-1003,1991.

4 B-Hong So, Tamura M, Mishina J, et al. : Application of nasal continuous airway pressure to early extubation in very low birth weight infants. Arch Dis Child, 72;F191-193,1995.

5 Verder H, Robertson B, Greisen G, et al. : Surfactant therapy and nasal continuous positive airway pressur for newborns with respiratory distress syndrome. N Eng J Med, 331;1051-1055,1994.

6 奥起久子, 箕面嵜至宏 : 新しい Nasal-CPAP. 周産期医学 28;461-466,1998.

7 Robertson NJ, McCarthy LS, Hamilton PA, et al. : Nasal deformities resulting from flow driver continuous positive airway pressure. Arch Dis Child, 75;F209-212,1996.

IV

그 밖의 관리

(급성기 · 만성기)

수분 · 영양 관리와 발육

1. 수분관리의 실제

1) 급성기의 수분관리 포인트→dry side의 수액관리

수액관리의 개념

1. 수분과잉은 CLD 발생의 원인 중 하나인 폐부종이나 PDA의 유인이 되는 것이므로 생후 조기부터 수분제한(dry side)을 통한 수액관리가 중요하다.[1, 2]
2. 치밀한 수액 관리

실제의 적정 수액량에는 재태기간이나 병태에 의해 개인차가 있기 때문에, 기계적으로 미리 정하지 않고 체중 · 수분 출납 균형 · 전해질 농도를 참고로 하면서 그때그때 치밀하게 수액량을 결정해 간다.

적정한 투여수분량은 관리방법(환경습도 등)에 따라 차이가 있다. 일본에서는 종래부터 일반적으로 서양에 비해 dry side이다. 그 기준은 다분히 경험적인 것이지만 폐쇄식 보육기 관리의 1예를 다음에 나타냈다.

투여수분량의 기준

1. 생후 수일간의 수분량

   일령 순으로 50-60-70-80-/kg/일

   체중감소율은 1일 5% 이내, 총 15% 이내가 적절하고 안전하다.[3)]

2. 24주 미만의 경우

지극히 미숙한 24주 미만의 아이의 경우, 생후 며칠간은 피부로부터의 불감증설이 매우 크기 때문에 이 수액량으로는 부족해, 종종 100~150ml/kg/일 전후가 필요하다. Na이 150mEq/L을 넘지 않는 최소한의 수액량으로 한다.

콜로이드 액의 수주(輸注)

알부민이나 신선 동결혈장 등의 콜로이드 액의 수주는 교질침투압을 올리고 혈관투과성을 내리는 의미에서 폐부종에 유익하다고 생각된다. 그러나 실제 투여의 예가 비투여 예보다 환기 조건이 높다는 부정적 데이터도 있어 의의에 대해서는 논의가 있다.[3)]

고가습 환경에서의 관리(장 · 단점)

1. 폐쇄식 보육기에 수용해 보육기 내가 결로하도록 충분히 가습(80% 이상)하는 것은 생후 수일간의 수액량 억제를 가능하게 한다.[4)]

2. 한편, 고가습은 감염증의 빈도를 높이고[5)] 황색 포도상구균 · 녹농균 등의 코로니율을 높일 가능성이 있어, 이러한 균의 정착은 CLD가 되는 아이에게 불리하기 때문에 생후 수일 이후는 습도를 내리고 있지 않으면 안 된다.

3. 개방형 보육기의 사용은 피부로부터 수분손실을 늘리므로 수액량의 증가가 필요하다.

2) 만성기의 수분관리

포인트→dry side의 수분관리와 전해질 관리

dry side의 수분관리

1. 수분의 과잉섭취는 폐부종을 증강시키고 만성 폐질환을 중증화 시킨다. 적정 수분섭취량은 아이의 중증도에 따라 다르므로, 호흡관리 중에는 호흡기 조건의 상승, 호흡기 이탈 후에는 흡입산소농도의 상승 · 혈중 탄산가스 분압 상승과 같은 수분과잉에 의한 증상의 출현에 유의한다.
2. 경증일 때는 150ml/kg/일 정도, 중증에서는 수분량 100-120ml/kg/일 정도가 적당하다.

Na · Cl의 보충

1. 원래 극소 저출생체중아에서는 급성기를 넘기면 Na의 밸런스가 마이너스로 떨어져 지발성 저나트륨혈증을 초래한다. CLD의 치료로서 행해지는 이뇨제의 투여는(약물요법의 항 참조)[6] 한층 이 경향을 조장한다. 전해질 관리에 유의해 Na · Cl의 보충을 실시한다.
2. Na · Cl의 보충량은 2~4mEq/kg/일, 가끔 6mEq/kg/일이 필요하다. 같은 이뇨제 투여에 수반하는 K 상실에는 스피로놀락톤을 병용한다.

2. 영양관리의 실제

포인트→수분 제한하의 고칼로리

만성 폐질환 환아는 신체 발육이 늦은데, 그것은 영양섭취량의 부족과 호흡노력에 의한 에너지 소비의 증가 때문이다. CLD 환아의 에너지 소비는 정상아의 12~35% 증가한다고 한다.[7, 8] 저영양은 단지 신체 발육뿐만 아니라 신경 발달에 중요한 영향을 미치는 것으로 알려져 있고 폐나 호흡근의 발육에도 영향을 끼칠 가능성이 있다.[9, 10]

필요 칼로리는 정상아보다 조금 많은 120~150kcal/kg/일이다.[11]

CLD 환아의 칼로리 섭취 방법

1. 혼합영양
   모유뿐만 아니라 저체중아용 분유와 모유(1 : 1)의 혼합영양으로 한다.
2. 강화 모유의 사용[12]
   HMS-1(Morinaga)을 모유에 첨가한다. 모유 100ml에서는 69kcal에 대해 78kcal, 단백질 1.3g에 대해 2.0g, Ca 29mg에 대해 99mg, P 17mg에 대해 57mg이 된다.
3. MCT 오일의 사용
   1ml당 8kcal이며 최대 3ml/kg 투여로 24kcal/kg를 올릴 수 있다. 지방투여는 당 · 탄수화물에 비해 CO_2 생성이 적은 장점이 있다. 폐호흡의 위험성 때문에 분할투여한다.
4. 고지방 함유 분유[13]
   CO_2 생성을 억제하여 칼로리를 늘리는 목적에 알맞다.
5. 조유농도의 증가
   16~18%로 한다. 다만 탄수화물의 증량은 최종 대사산물로서 CO_2를 늘린다고 여겨진다.

Ca · P 섭취 부족은 구루병을 중증화하고 함몰호흡의 증강 등 호흡 장애의 증강인자가 된다. 또 CLD에 대한 푸로세미드의 투여는 요중 Ca 배설을 증가시켜 골감소 등을 촉진한다.

경정맥 영양

장관영양이 진행되지 않는 경우 저영양 방지를 위해 조기에 개시한다. 이때 Ca · P의 수요가 많은 것을 고려한 조성이 필요하다.
또 장관영양과 경정맥 영양과의 병용도 행해진다.

구루병 예방

1. 모유에는 Ca · P 모두 적다. 극소 저출생체중아에서는 우선 P 보충이 필요해, 모유 100ml에 대해 P 6~9mg을 보충하고 혈청 P를 5.0mg/dl이상으로 유지한다.
2. 보다 작은 아이는 P뿐만 아니라 Ca 보충도 필요해 Ca · P는 2 : 1~2 : 1.3의 비율로 한다.[14] 보충량은 상기보다 다량으로 필요해 모유강화제 등을 사용한다.
3. 혈중 Ca · P · Al-P 및 요중의 Ca · P · Cr, 수관절 X-선 체크에 의해 부족을 판단한다.

비타민 · 미량원소의 보충

비타민 A : 기도 표피세포의 재생 · 복원에 관여한다. CLD 예방 효과가 있다고 여겨지지만[15] 안전성에 대해서는 논의의 여지가 있다.

비타민 D : 부족하면 구루병 악화. 모유 영양아에서 400~1000IU/일 보충이 권장된다.

비타민 E : 항산화 작용에 의해 산소 독성을 저하시킨다. 5~25IU/일이 권장 된다. CLD 예방 효과는 부정되고 있다.[16]

미량원소 : CLD 환아는 성장기에 Cu, Zn 등의 부족을 초래하기 쉽다. Cu 결핍은 osteopenia를 초래하고 구루병과 유사

한 소견을 나타낸다. 보충량은 Cu 100~200μg/kg/일, Zn 1mg/kg/일이다.
극소 저출생체중아는 빈혈의 유무에 관계없이 Fe의 보충이 필요하다. Fe 투여 개시시기는 생후 2개월경, 보충량은 2mg/kg/일이다.[17] 장관감염을 일으킬 수 있으므로 주의한다.

3. 영양과 발육의 평가

혈액 · 요검사를 규칙적으로 실시, 평가한다. 신체계측치는 체중뿐만 아니라 두위가 중요하고, 규칙적(1/주)으로 측정해 기록한다. 차트로 종래의 태내 발육곡선이나 고전적인 Holt 곡선 외 후생성 연구반에 의한 극소 저출생체중아의 발육곡선[18]이 유용하다.

영양평가 계획[19)일부개변]

체중, 두위, 신장……주 1회 측정, 차트로 나타낸다.
Hb, Hct……주 1회
Fe, TIBC, 페리틴……적시
Na, K, Cl……주 1~2회
총단백, 알부민……1~2주 1회
Prealbumin, Retinol-binding protein……4주 1회
중성지방 · 총 콜레스테롤……1~2주 1회
요소질소 · 크레아티닌……1~2주 1회
Ca · P · Alkaline phosphatase……1~2주 1회
요비중……주 1회
요중 Na, K, Cl, Ca, P……주 1회
요중 요소질소 · 크레아티닌……주 1회
수관절 X-선 촬영……2~4주에 1회

위식도 역류 현상(GER)과 흡입(aspiration)

GER과 흡입은 CLD의 악화 인자이다.[20]

인공환기 중에는 기관튜브 때문에 silent aspiration이 일어나기 쉽다. 또 이탈 후도 CLD를 가지는 아이에서는 연하 장애가 동빈하기 쉽다. 그리고 증가한 호흡노력으로 흉강이 음압이 되는 것도 GER와 aspiration을 증강시킨다. 우유 주입과 관련된 무호흡 또는 서맥 발작 · 지체성 무호흡 발작이나 반복되는 폐렴, 설명되지 않는 호흡소견의 악화를 보이는 경우는 GER과 aspiration의 가능성을 염두에 둔다.

GER과 흡입 대책

1. 복와위
2. 상체를 위로 비스듬히 올려준다.
3. 실린지 펌프로 우유를 계속 주입한다.
4. 점도가 더 큰 우유를 사용한다(점도 향상제를 사용).
5. transpyloric feeding

섭식기능 장애의 대책

CLD 환아는 종종 장기 경관영양이나 여러 차례의 흡입으로 인하여 수유 장애가 생긴다.[20]

1. 경구수유 이행을 순조롭게 하기 위한 경관영양 중에 non-nutritive sucking를 시킨다.
2. 이행이 곤란한 경우는 섭식 훈련을 실시한다.

참고문헌

1 Tammela OKT, Kooivisto ME：Fluid ristriction for prevention bronchopulmonary dysplasia? Reduced fluid intake during the first weeks of life improves the outcomes of low-birth-weight infants. Acta Pediatr, 81;207-212,1992.

2 Costarino AT, Gruskay JA, Corcoran L, et al.：Sodium ristriction versus daily maintenance replacement in very low birth weight premature neonates: a randomized, blind therapeutic trial. J Pediatr, 120;99-106,1992.

3 Tammela OKT：Appropriate fluid regimens to prevent bronchopulmonary dysplasia. Eur J Pediatr, 154(suppl);S15-18,1995.

4 高橋尚人, 仁志田博司ほか：超未熟児における早期新生児期の水電解質管理. 新生児誌 27;656-663,1991.

5 Harpin VA, Rutter N：Humidification of incubators. Arch Dis Child, 59;219-224,1985.

6 McCann EM, Lewis K, Demind DD, Donovan MJ, Brady JP：Controlled trial of furosemide therapy in infants withchronic lung disease. J Pediatr, 106;957-962,1985.

7 Yeh TF, McClenan DA, Ayayi OA, et al.：Metabolic rate and energy balance in infants with BPD. J Pediatr, 114;448-451,1989.

8 deGamarra E：Energy expenditure in premature newborns with bronchopulmonary dysplasia. Biol Neonate, 61;337-344,1992.

9 Gaultier C：Malnutrition and lung growth. Pediatr Pulmonol, 10;278-286,1991.

10 Sosenko IRS, Frank L：Nutritional influences on lung development and protection against chronic lung disease. Semin. Perinatol, 15;462-468,1991.

11 Reimers KJ, et al.：Nutritional management of infants with bronchopulmonary dysplasia. Nutr Clin Pract, 7;127-132,1992.

12 林　智靖ほか：慢性肺疾患児の身体発育骨発育に対する強化母乳の効果. 新生児誌 32;65-68,1996.

13 Pereira GR, Baumgart S, Benett MJ, et al.：Use of high-fat formura for premature infants with bronchopulmonary dysplasdia: Metabolic pulmonary, and nutritional studies. J Pediatr, 124;605-611,1994.

14 Schanler RJ, et al.：Calsium,phosphorus and magnesium needs for the low-birth-weight infants. Acta Paediatr, 405(suppl);111-116,1994.

15 Frank L：Antioxidants, nutrition, and BPD. Clin Perinatol, 19;541-562,1992.

16 Shenai JP, Kennedy KA, Chytil F, et al.：Clinical trial of vitamin A administration in infants susceptible to bronchopulmonary dysplasia. J Pediatr, 111;269,1987.

17 Watts JL, Milner R, Zipursky A, et al.：Failure of supplementation with vitamin E to prevent BPD in infants ＜1500 grams birth weight. Eur Respir J, 4;188-190,1991.

18 板橋家頭夫, 竹内敏雄, 林　智靖ほか：日本人極低出生体重児の発育曲線. 第1報：NICU入院中の発育, 新生児誌 30;166-174,1994.

19 竹内敏雄：慢性肺疾患児の栄養管理. 板橋家頭夫編, 臨床新生児栄養学, 287-292, 金原出版, 1996.

20 Abman SH, Groothius JR：Pathophysiology and treatment of

bronchopulmonary dysplasia. Current Issues, Pediatr Clin North Amer, 41;277-315,1994.

만성기의 감염증 대책

1. Respiratory syncytial virus(RSV) 감염

기관지폐 이형성증이나 선천성 심질환아는 RSV에 의한 하기도 감염증에 이환할 위험이 높다. 미국에서는 RSV 감염에 대한 rivavirin 흡입요법이나 respiratory syncytial virus immune globulin(RSVIG) 요법이 검토되고, 또 RSVIG에 의한 RSV 감염 예방이 권장되고 있다(117쪽의 호흡기 감염증 참조).

a. **Rivavirin :**
3~5일간의 rivavirin 흡입에 의해 증상이나 투여 산소농도의 경감이 가능하다는 것이 보고되고 있다.[1~3] 또 RSV 감염 후에 기도과민성이나 호흡 기능의 이상이 일어나는 위험이 지적되고 있지만, RSV 감염에 대해서 rivavirin가 투여된 신생아의 flow-up 결과, 기도 과민성이나 호흡 기능은 대조군과 차이가 없는 것이 보고되었다.[4]

b. **Respiratory syncytial virus immune globulin (RSVIG) :**
RSV에 고력가의 정맥주사용 면역글로블린 750mg/kg를 기관지폐 이형성이 있는 저출생체중아에게 1개월마다 정맥주사 하는 것에 의해, RSV 감염률을 감소시키고 RSV를 포함한 호흡기 감염에 의한 입원기간을 단축할 수 있는 것이 보고되었다.[5] 현재, 기관지폐 이형성증 또는 저출생체중아(재태기간 35주 이내)인 2세 미만의 아이에 대해서, RSV의 유행 기간에 1개월마다 RSVIG를 정맥주사 하는 예방 투여법이 권장되고 있다.[6]
한편, RSVIG1 500mg/kg에 의한 RSV 감염 치료는 효과가 없다는 것이 보고되고 있다.[7]

2. Ureaplasmaure alyticum colonization

Ureaplasma urealyticum와 기관지폐 이형성증과의 관계는 보고에 따라 차이가 나서 일정한 견해는 얻지 못하고 있다.

van Waarde[8] 등은 스스로의 데이터에 더해 14편의 비교대조시험을 검토해, 기도 흡입액의 Ureaplasma urealyticum과 기관지폐 이형성증이 발생 사이에는 관계가 없다고 했다. 이것에 대해서 Wang[9]은 배양되었을 경우, 기관지폐 이형성증 발생의 상대위험도는 1.72(95% 신뢰구간 1.5~1.96)라고 보고하였다.

또한 Lyon 등은 에리스로마이신의 투여가 CLD 발생과 중증도에는 효과가 없다고 보고하였다.[14]

3. 세균〔그람음성 간균(Bacillus)〕 감염

인공환기요법을 계속하고 있으 기도에 세균 감염이 높은 비율로 일어난다. Cordero 등은 그람양성 구균에 가세해 그람음성 간균이 감염되면, 그람양성 구균만의 감염 경우와 비교해, 인공환기요법의 기간이 길어지고, 수태 후 36주에서의 산소투여나 재택산소요법이 필요한 빈도가 2배 증가하는 것을 보고했다. 그들은 그람음성 간균 감염은 기관지폐 이형성증의 발증을 예측하게 된다고 하였다.

4. Immunoglobulin

저출생체중아의 nosocomial infection 예방에 대한 정맥주사용 면역글로블린의 효과는 보고에 따라 일정하지 않다.

Fanaroff 등[11]의 보고에 의하면 저감마글로블린혈증의 고위험 신생아에 대한 정맥주사용 면역글로블린(투여량은 출생체중 500~1,000g의 경우 900mg/kg, 출생체중 1,001~1,500g의 경우 700mg/kg, 2주마다) 투여는 안전성은 확인되었지만 감염증 발생률의 감소는 없었으며, 또 호흡

곤란증후군이나 기관지폐 이형성증, 두개내 출혈, 입원기간, 사망률, 괴사성 장염에 영향을 주는 경우도 없다고 했다. Kinney 등의 보고도 같았으며 면역글로블린의 효과를 인정하지 않았다.

한편, Baker 등[13]은 출생체중 500~1,750g의 저출생체중아에 대해서 1회 500mg/kg를 생후 3~7일에 첫번째, 1주 후에 두번째, 그리고 그 후부터는 2주마다 투여하여, 첫 회의 nosocomial infection를 감소시키고 (상대위험도 0.7, 95% 신뢰구간 0.5~0.9) 또 입원기간도 단축시켰다고 있다.

참고문헌

1 Hall CB, McBride JT, Gala CL, Hildreth SW, Schnabel KC : Ribavirin treatment of respiratory syncytial viral infection in infants with underlying cardiopulmoary disease. JAMA, 254;3047-3051,1985.
2 Rodriguez WJ, Parrott RH : Ribavirin aerosol treatment of serious respiratory syncytial virus infection in infants. Infect Dis Clin North Amer, 1;425-439,1987.
3 Groothuis JR, Woodin KA, Katz R, Robertson AD, McBride JT, Hall CB, McWilliams BC, Lauer BA : Early ribavirin treatment of respiratory syncytial viral infection in high-risk children. J Pediatr, 117;792-798,1990.
4 Krilov LR, Mandel FS, Barone SR, Fagin JC : Follow-up of children with respiratory syncytial virus bronchiolitis in 1986 and 1987: potential effect of ribavirin on long term pulmonary function. The Bronchiolitis Study Group, Pediatr Infect Dis J, 16;273-276,1997.
5 The PREVENT Study Group : Reduction of respiratory syncytial virus hospitalization among premature infants and infants with bronchopulmonary dysplasia using respiratory syncytial virus immune globulin prophylaxis. Pediatrics, 99;93-99,1997.
6 Respiratory syncytial virus immune globulin intravenous indications for use. American Academy of Pediatrics. Committee in Infectious Diseases, Committee on Fetus and Newborn. Pediatrics, 99;645-650,1997.
7 Respiratory Syncytial Virus Immune Globulin Study Group : Respiratory syncytial virus(RSV) immune globulin intravenous therapy for RSV lower respiratory tract infection in infants and young children at high risk for severe RSV infections. Pediatr, 99;454-546,1997.
8 van Waarde WM, Brus F, Okken A, Kimpen JL : Ureaplasma urealyticum colonization, prematurity and bronchopulmonary dysplasia. Eur Respir J, 10;886-890,1997.
9 Wang EE, Ohlsson A, Kellner JD : Association of Ureaplasma urealyticum colonization with chronic lung disease of prematurity: results of a metaanalysis. J Pediatr, 27;640-644,1995.
10 Cordero L, Ayers LW, Davis K : Neonatal airway colonization with gram-negative bacilli: association with severity of bronchopulmonary

dysplasia. Pediatr Infect Dis J, 16;18-23,1997.
11 Fanaroff AA, Korones SB, Wright LL, Wright EC, Poland RL, Bauer CB, Tyson JE, Philips JB 3rd, Edwards W, Lucey JF, et al. : A controlled trial of intravenous immune globulin to reduce nosocomial infections in very-low-birth-weight infants. National Institute of Child Health and Human Development Neonatal Research Network. N Engl J Med, 330;1107-1113,1994.
12 Kinney J, Mundorf L, Gleason C, Lee C, Townsend T, Thibault R, Nussbaum A, Abby H, Yolken R : Efficacy and phamacokinetics of intravenous immune globulin administartion to high-risk neonates. Amer J Dis Child, 145;1233-1238,1991.
13 Baker CJ, Mclish ME, Hall RT, Castro DT, Vasan U, Givner LB : The multicenter group for the study of immune globulin in neonates: Intravenous immune globulin for the prevention of nosocomial infection in low-birth-weight neonates. N Engl J Med, 327;213-219,1992.
14 Lyon AJ, McColm J, Middlemist L, Fergusson S, McIntosh N, Ross PW : Randomised trial of erythromycin on the development of chronic lung disease in preterm infants. Arch Dis Child Fetal Neonatal Ed, 78;F10-14,1998.

폐고혈압(PH)의 평가법과 관리

1. 호흡 장애 급성기 PH(Pulmonary Hypertension) 평가

1. TR의 최대 유속(V)
2. PDA의 혈류 패턴
3. AT/ET

1) Tricuspid Regurgitation; TR의 최대유속(V)을 이용하는 방법

Kaapa[1] 등은 RDS에 대한 계면활성제 투여 전후로 펄스 도플러 또는 연속파 도플러법으로 V를 측정해, $4V^2+5$ 로부터 수축기 폐동맥압을 구하는 방법으로, 폐동맥압 변화를 검토했다. 계면활성제 투여 후 15분 이내에 폐동맥압이 의미 있게 저하하는 것을 나타냈다.

2) PDA의 혈류 패턴을 이용하는 방법

Bai-Horng Su[2] 등은 펄스 도플러 또는 연속파 도플러법으로 PDA내의 혈류 패턴의 변화를 관찰했다. 출생 초기 폐혈관 저항이 높은 시기에는 양방향 혈류(수축기 초기에 우-좌 단락, 그 후 좌-우 단락)를 나타내는 것을 밝혔다.

3) 폐동맥 혈류의 AT/ET를 이용하는 방법

- A.H.Hamdan[3] 등은 인공 계면활성제 투여 후의 폐동맥압의 변화를 AT/ET로 평가해, 폐동맥압의 저하가 호흡 장애의 개선과 상관

관계가 크다고 보고했다.

- Bai-Horng Su[4] 등은 AT/ET를 이용해 폐동맥압을 모니터 해, 생후 7일의 AT/ET 값에서 그 후의 만성 폐질환(CLD)의 동반을 예측할 수 있다고 보고했다.
- N.V.Subhedar[5] 등은 똑같이 생후 24시간의 AT/ET 값으로부터 CLD가 예측 가능하다는 것을 나타냈다.
- A.B.Gill[6] 등은 똑같이 생후 7일의 AT/ET 값으로부터 CLD의 동반을 예측할 수 있었다고 보고했다(predictive value = 78%).

2. 만성기의 PH의 평가법과 관리

1. 심장 카테터 검사
2. 심전도
3. RSTI (= RPEP/RET)
4. AT/ET
5. TR의 최대 유속

만성 폐질환에 동반하는 PH를 상기의 방법에 의해 평가하는 것으로 폐동맥압, 폐혈관 저항의 변화를 관찰해 CLD의 장기 예후를 예측할 수 있다. 산소요법에 의한 폐동맥압 변화를 확인할 수 있고 CLD 환아의 적절한 장기적인 관리에 유용하게 쓸 수가 있다.

1) 심장 카테터 검사

- William Berman[7] 등은 BPD 10예에서 합병된 PH를 심장 카테터 검사로 직접 평가했다. 생후 9~38개월(평균 18개월)때 시행한 첫 번째의 심장 카테터 검사에서는 평균 폐동맥압이 40mmHg, 폐혈관 저항이 8.9units였다. 그중 4예에서 2회째의 심장 카테터 검사를 평균 4년 후에 행하였고 폐동맥압, 폐혈관 저항은 저하 경향을

나타내나 중등도의 PH가 잔존하고 있었다고 보고하였다.

- Bush[8] 등은 평균 월령 12개월의 중증 BPD 8예에 심장 카테터 검사를 실시해, 그중 7예에서 평균폐혈관 저항 8.9units와 고도의 PH 및 폐내 단락(shunt)을 나타냈다. 고도의 PH 및 대량의 폐내 shunt를 나타낸 증례는 후에 사망했다. PH 동반한 예에서 prostacyclin을 투여하여 의미 있게 PH의 개선을 보였다.

2) 심전도

- Edward P. Walsh[9] 등은 1세 때에 미숙아의 심전도 선별검사를 실시해, BPD를 동반하지 않는 군(284명), BPD를 동반했지만 완화한 군(135명), 현재 BPD를 동반하고 있는 군(42명)의 3군으로 나누어 비교람 결과, BPD군에서는 좌측 흉부 유도에서 깊은 S파, 낮은 R/S치를 나타냈고, BPD에 동반한 PH의 평가에 심전도가 유용한 것으로 나타났다.

3) RSTI(= RPEP/RET)

- Jean-Claude Fouron[10] 등은 BPD의 급성기부터 만성기까지 RSTI를 추적해 RSTI와 환아의 장기 예후와의 관계를 검토했다. 사망 예에서는 전례 RSTI가 이상치(0.3 이상)를 받고 있었다. 반대로 RSTI가 정상인 예에서는 X-선 소견에 관계없이 장기 예후는 양호한 것으로 나타났다.
- Henry L. Halliday[11] 등은 산소 의존성이 높은 중증의 BPD 14예에서 투여 산소농도와 RSTI와의 관련을 검토했다. 흡입산소농도와 RSTI의 사이에 분명한 상관관계가 있음을 나타내 적절한 관리의 지표로서 RSTI가 유용한 것을 보고했다.

4) AT/ET를 이용하는 방법

- Gill[12] 등은 36주를 넘겨도 산소를 필요로 하는 미숙아 군에서는,

AT/ET로 추측되는 폐동맥압은 생후 3주를 지나서 상승함을 알아냈다. 산소를 필요로 하지 않는 증례에서 폐동맥압은 저하 경향을 나타냈다.

- Avram Benatar[13] 등은 CLD에 동반한 PH 증례 12예에서 TR의 최대 유속(V) 및 AT/ET로부터 폐동맥압을 추측해 양자의 상관 관계를 검토했다. 산소 흡입 전의 데이터에서 양자의 관계는 $r=-0.72$ $(p=0.002)$, 산소 흡입 후의 데이터에서는 $r=-0.84(p<0.001)$ 로 양호했다. 또 12예 중 9예에서 산소 흡입 후 폐동맥압의 저하가 나타났지만, 산소 흡입 후에 폐동맥압이 저하하지 않았던 3예 중 1예가 후에 사망하였기에, 산소 흡입 전후의 폐동맥압의 저하가 장기 예후의 추정에 도움이 될 가능성이 시사되었다.
- Dominic Fitzgerald[14]는 산소 의존성이 있는 CLD군(평균 월령 48개월)에서 성상 컨트롤 군에 비하여 유의하게 낮은 AT/ET를 나타내었다.

3. 비관혈법에 따르는 PH 평가의 한계

이제까지 비교적 정확하게 폐동맥압을 반영한다고 여겨지고 있는 AT/ET의 측정에 대해서도, 동일 검사자의 여러 차례 검사에 의하면 상당한 격차가 있으며, 개개의 지표와 폐동맥압의 상관관계가 반드시 좋지는 않다. 단독 지표만으로 정확한 PH를 측정하는 것은 곤란하므로, 여러 지표를 종합하여 판단할 필요가 있다.

- N.V. subhedar[15] 등은 급성기의 20예에서 AT/ET를 2회 측정하여 개인오차(intraobserver variation)에 대해 검토 한 후, coefficient of repeatability는 25.4%라고 보고했다.
- 川潼 등은 120예의 TR이 있는 증례에서 RSTI, AT/ET, 수축 말기 좌실단축상으로 심실중격에 평행하는 내경과 수직교차하는 내경의 비의 3개 지표를 얻었다. 그 결과, TR로부터 추측되는 폐동맥압과 이러한 지표는 각각 단독으로 의미 있게 상관관계가 있었다. $\gamma 2$는

0.317~0.591로 낮았으며, 단독의 지표만으로 정확하게 폐동맥압을 추측하는 것은 곤란했다. 그 때문에 비관혈적인 여러 가지의 지표를 조합해 종합적으로 폐동맥압을 평가하는 방법에 몰두하고 있다.

참고문헌

1 Kaapa P, Seppanen M, Kero P, et al. : Pulmonary hemodynamics after synthetic surfactant replacement in neonatal respiratory distress syndrome. J Pediatr, 123;115-119,1993.

2 Su B-H, Watanabe T, Shimizu M, et al. : Echocardiographic assessment of patent ductus arteriosus shunt flow pattern in premature infants. Arch Dis Child, 77;F36-40,1997.

3 Hamdan AH, Shaw NJ : Changes in pulmonary artery pressure in infants with respiratory distress syndrome following treatment with Exosurf. Arch Dis Child, 72;F176-179,1995.

4 Su B-H, Watanabe T, Shimizu M, et al. : Doppler assessment of pulmonary artery pressure in neonates at risk of chronic lung disease. Arch Dis Child, 77;F23-27,1997.

5 Subhedar NV, Hamdan AH, Ryan SW, et al. : Pulmonary artery pressure: early predictor of chronic lung disease in preterm infants. Arch Dis Child, 78;F20-24,1998.

6 Gill AB, Weindling AM : Pulmonary artery pressure changes in the very low birthweight infant developing chronic lung disease.Arch Dis Child, 68:303-307,1993.

7 Berman W, Yabek SM, Dillon T, et al. : Evaluation of infants with bronchopulmonary dysplasia using cardiac catheterization. Pediatr, 70;708-712,1982.

8 Bush A, Busst CM, Knight WB, et al. : Changes in pulmonary circulation in severe bronchopulmonary dysplasia. Arch Dis Child, 65;739-745,1990.

9 Walsh EP, Lang P, Ellison RC, et al. : Electrocardiogram of the Premature Infant at 1 year of Age. Pediatr, 77;353-356,1986.

10 Fouron J-C, LeGuennec J-C, Villemant D, et al. : Value of Echocardiography in Assessing the Outcome of Bronchopulmonary Dysplasia of the Newborn. Pediatr, 65;529-535,1980.

11 Halliday HL, Dumpit FM, Brady JP, et al. : Effects of inspired oxygen on echocardiographic assessment of pulmonary vascular resistance and myocardial contractility in bronchopulmonary Dysplasia. Pediatr, 65 ;536-540,1980.

12 Gill AB, Weindling AM : Raised pulmonary artery pressure in very low birthweight infants requiring supplemental oxygen at 36 weeks after conception. Arch Dis Child, 72;F20-22,1995.

13 Benatar A, Clarke J, Silverman M : Pulmonary hypertension in infants

with chronic lung disease: non-invasive evaluation and short term effect of oxygen treatment. Arch Dis Child, 72;F14-19,1995.

14 Fitzgerald D, Evans N, Van Asperen P, et al. : Subclinical persistent pulmonary hypertension in chronic neonatal lung disease. Arch Dis Child, 70;F118-122,1994.

15 Subhedar NV, Shaw NJ : Intraobserver variation in Doppler ultrasound assessment of pulmonary artery pressure. Arch Dis Child, 75;F59-61,1996.

V

약물요법

약물요법

1. Glucocorticoids

1) 출생 전 모체 투여

Crowley[1]은 1972~1994년에 발표된 15편의 출생 전 모체 스테로이드 투여의 무작위 연구에 대해 메타분석을 실시해 RDS, 두개내 출혈, 괴사성 장염, 사망률의 감소를 나타냈다(그림 1).

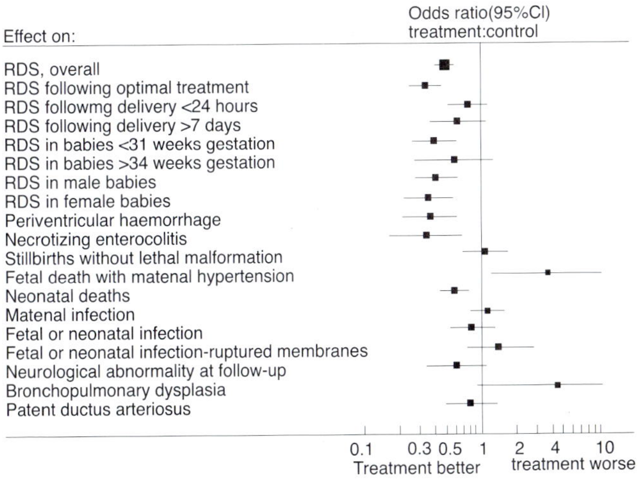

그림 1. 출생 전 모체 스테로이드 투여의 효과

또한 National Institutes of Health consensus development conference panel on the effect of corticosteroids for fetal maturation on perinatal outcomes[2)]에서는, 출생 전 모체 스테로이드 투여의 효과에 대한 합의를 얻어내 출생 전 모체 스테로이드 투여 기준이 제시되었다(표 1).

표 1. 출생 전 모체 스테로이드 투여 효과

	Quality of evidence for benefit	Strength of recommendation
Interval from treatment to delivery		
<24h	Grade I	B
24h to 7d	Grade I	A
>7d	Grade I	C
Gestational age		
Delivery at 24~28 wk	Grade I	A
Delivery at 29~34 wk	Grade I	A
Delivery at >34 wk	Grade I	C
Preterm premature rupture of membrane	Grade I	B
Neonatal outcomes		
Mortality	Grade I	A
Respiratory distress syndrome	Grade I	A
Intraventricular hemorrhage	Grade I	A

※ 1) Quality of evidence: Grade I: Evidence obtained from at least one properly designed randomized controlled trial.
2) Strength of recommendation: A: There is good evidence to support use. B: There is fair evidence to support use. C: There is inadequate evidence to argue for or against use.

표 1에 대한 설명을 보충하면, 스테로이드 투여량은 betamethasone이면 12mg을 12시간마다 2회 근육주사, dexamethasone이면 6mg을 12시간마다 4회 근육주사한다. 최대의 효과는 투여 후 24시간 이후에 얻을 수 있고, 그 효과는 투여 후 7일간 지속된다. 투여 후 24시간 이내에

분만에 이르는 경우에서도 사망률, RDS, IVH의 감소를 기대할 수 있다. 임신 24~28주의 모체 스테로이드 투여는 RDS 발생빈도를 분명하게 감소하는 것은 아니지만, RDS의 중증도가 낮아지고 사망률과 뇌실내 출혈의 빈도가 감소시키기 때문에, 임신 24~28주를 포함한 34주까지의 모체에 스테로이드 투여가 권장되고 있다. PROM이 동반된 예에 대해서도 사망률과 IVH의 감소를 보여 모체에 스테로이드 투여를 권하고 있지만, 스테로이드 투여에 수반하는 신생아의 감염증 이환율의 증가를 고려할 필요가 있다.

그런데 모체 스테로이드 투여로 기관지폐 이형성증의 발생을 예방하며 생후 28일 이상 생존한 예로 조사하면 효과가 있는 것으로 판정되었지만, 출생한 한 모든 아이들을 대상으로 한 조사에서는 그 효과가 나타나지 않는다.[3, 4] 이것은 모체 스테로이드 투여가 아이의 조기사망을 감소시켜 기관지폐 이형성증에 이환하는 아이가 증가하기 때문은 아닐까 생각되고 있다. Van Marter[5] 등은 체중이 1,750g 미만으로 출생하며 생후 28일 이상 생존한 223예(기관지폐 이형성증 있음 76예, 없음 147예)에 대한 검토에서, 출생 전에 모체 스테로이드 투여를 받지 않으면 기관지폐 이형성증의 발생이 매우 분명하게 증가하는 것을 보고하였다(odds비 3.0, 95% 신뢰구간 1.1~8.2).

2) 출생 후 투여

기관지폐 이형성증에 대한 치료로서 스테로이드 투여를 실시했을 경우의 효과에 대해서는, 스테로이드 투여에 의해 폐탄성이 개선해 인공환기 요법에 의존하고 있던 기관지폐 이형성증 환아의 발관이 가능해졌던 것이 보고되었다(표 2). 그러나 입원기간, 생존율, 감염증 이환율에는 대조군과의 사이에 차이가 나타나지 않는다.[6]

스테로이드의 출생 후 투여에 관해서는, 스테로이드 투여에 수반하는 패혈증의 문제나 고혈압, 시상하부-하수체-부신계에 대한 영향 등 검토되어야 할 문제도 많다.

표 2. Effect of corticosteroid therapy for BPD: failure to extubate

Author	Year Ref.	Time to extubation	Steroid n	Steroid (%)	Control n	Control (%)	ERR	95%CI
Avery	1985 7	Within72h	0/7	(0)	7/7	(100)	0.07	0.01, 1.04
Cummings	1989 8	Within 3 days:						
		18-days course	11/12	(91.7)	11/11	(100)	0.96	0.78, 1.18
		42-days course	11/13	(84.6)	11/11	(100)	0.88	0.68, 1.15
		Within 18 days:						
		18-days course	9/12	(75.0)	10/11	(90.9)	0.82	0.57, 1.20
		42-days course	7/13	(53.8)	10/11	(90.9)	0.59	0.35, 1.01
		Within 42 days:						
		18-days course	8/12	(66.7)	10/11	(90.9)	0.73	0.47, 1.14
		42-days course	4/13	(30.8)	10/11	(90.9)	0.34	0.15, 0.78
Ohlsson	1989 9	Within 12 days:	1/10	(10.0)	9/13	(69.2)	0.14	0.02, 0.96
Collaborative	1991 10	Within 10 days:	59/94	(62.8)	78/94	(83.0)	0.76	0.63, 0.90

Ehrenkranz[4]

2. 이뇨제(Diuretics)

1) 기관지폐 이형성증 발생 예방을 위한 이뇨제

생후 72시간 이내에 이뇨기가 된 RDS 환아에게서는 기관지폐 이형성증의 발생이 유의하게 적다. 그러나 출생 후 조기의 이뇨제(furosemide) 투여로 투여 산소농도나 환기 보조를 경감할 수 있지만, 기관지폐 이형성증의 발생을 감소시킬 수는 없다고 보고되었다.[12, 13] Chlorothiazide를 이용한 검토에서도 같은 결과였다.[14, 15]

2) 기관지폐 이형성증 치료를 위한 이뇨제

기관지폐 이형성증 치료를 위한 이뇨제

많은 연구에서 이뇨제 투여가 기관지폐 이형성증 환아의 호흡 기능을 개선하는 것(기도저항의 감소, 폐탄성의 증가)으로 나타났다.

1. 푸로세미드(Furosemide)에 의한 기관지폐 이형성증 환아의 호흡 기능 개선 효과

- 단기적 효과가 Kao 등[16] 이나 Engelhardt 등[17]에 의하고, 또 장기적 효과가 McCann 등[18], Engelhardt 등[17], Rush 등[19]에 의해 보고되고 있다.

2. 푸로세미드 이외의 이뇨제

- Kao[20] 등은 기관지폐 이형성증 환아에게 chlorothiazide과 spironolactone를 경구투여해 호흡 기능이 개선되었고, 테오피린과의 병용에 의해 상승효과를 얻을 수 있다고 보고하였다. 그러나 산소소비량의 증가는 개선하지 않는 것으로 보고했다.[21]
- 이뇨제를 장기 투여 할 때에는 전해질 농도나 미네랄 밸런스를 모니터링해, 부작용(hypokalemia, chloride deficiency, hypercalciuria, nephro-calcinosis, rickets, ototoxicity)의 발현에 주의를 기울일 필요가 있다.[22]

- 또 최근에는 푸로세미드(furosemide) 부작용의 경감을 목적으로 흡입요법이 시도되고 있다.[23]

3) 기관지 확장제

기관지폐 이형성증에서는 병리학적으로 세기관지 평활근의 비후와 기도저항의 증대가 나타나고 있다. 많은 임상적 연구가 기관지 확장제의 투여에 의해 기관지폐 이형성증 환아의 호흡 기능이 개선하는 것을 보고하고 있지만, 데이터의 균일성이 없고 체계적인 검토는 되어 있지 않다.

기관지 확장제 치료의 단기적 효과에 비하면 장기적 효과와 그 안전성에 대해서는 충분한 평가가 이루어져 있지 않다. 특히 장기에 기관지 확장제를 투여했을 때 호흡 기능 개선의 지속 여부, 또 사망률, 이환율, 입원기간에대한 영향은 분명하지 않다.

기관지 확장제

1. Methylxanthines
 - Theophylline : 기관지 연축을 경감하고, 기도저항을 감소, 폐탄성을 증대시킨다.[24~27] 또 횡격막의 수축성, 분당 환기량을 증대시킨다.[28]
 - Caffeine : 기관지 평활근에 대한 작용은 theophylline보다 약하지만,[26] 호흡 기능의 개선이 보고되었다.[29]
2. β-sympathomimetics : 기관지 연축을 경감해 호흡 기능을 개선한다.[30~38]
3. Antimuscarinics : 아트로핀 흡입이 호흡 기능을 개선하는 것이 보고되었다.[35, 36]

4) Inositol

inositol은 세포 배양 시 필수 영양소이며, 폐포 II형 세포에 작용해 계면활성제인 지방질의 성숙을 촉진하는 것이 알려져 있다. 미숙아의 혈중 inositol 레벨은 모체나 성인 레벨의 2~20배를 나타내며, 모유(특히 미숙아를 출생한 모친의 모유)에는 고농도의 inositol이 함유되어 있다. 이러한 사실을 근거로, 미숙아(재태 37주 미만) 그리고 저출생체중아(2,500g 미만)에 대해 경관 또는 경정맥적으로 inositol을 투여함으로써 미숙아의 합병증 예방 효과가 있는지 검토되고, 기관지폐 이형성증과 미숙아 망막증의 발생이 의미 있게 억제되었다는 보고가 이루어져 있다.[39~49]

참고문헌

1 Crowley PA : Antenatal corticosteroid therapy: A meta-analysis of the randomized trials, 1972 to 1994. Amer J Obstet Gynecol, 173, 322-335,1995.

2 Effect of corticosteroids for fetal maturation on perinatal outcomes. NIH consensus development panel on the effect of corticosteroids for fetal maturation on perinatal outcomes. JAMA, 273;413-418,1995.

3 Doyle LW, Kitchen WH, Ford GW, Rickards AL, Lissenden JV, Ryan MM : Effects of antenatal steroid therapy on mortality and morbidity in very low birth weight infants. J Pediatr, 108;287-292,1986.

4 Doyle LW, Kitchen WH, Ford GW, Rickards AL, Kelly EA : Antenatal steroid therapy and 5-year outcome of extremely low birth weight infants. Obstet Gynecol, 73;743-746,1989.

5 Van Marter LJ, Leviton A, Kuban KC, Pagano M, Allred EN : Maternal glucocorticoid therapy and reduced risk of bronchopulmonary dysplasia. Pediatr, 86;331-336,1990.

6 Ehrenkranz RA, Mercurio MR : Bronchopulmonary dysplasia. In: Sinclair JC, Bracken MB, eds. Effective Care of the Newborn Infant. New York: Oxford University Press, 399-424,1992.

7 Avery GB, Fletcher AB, Kaplan M, Brudno DS : Controlled trial of dexamethasone in respirator-dependent infants with bronchopulmonary dysplasia. Pediatr, 75;106-111,1985.

8 Cummings JJ, D'Eugenio DB, Gross SJ : A controlled trial of dexamethasone in preterm infants at high risk for bronchopulmonary dysplasia. New Engl J Med, 320;1505-1510,1989.

9 Ohlsson A, Calvert S, Hosking M, Shennan A : Randomized controlled trial of dexamethasone treatment in very low birthweight infants with ventilator dependent chronic lung disease. Pediatr Res, 25;225A,1989.

10 Collaborative Dexamethasone Trial Group : Dexamethasone therapy in neonatal chronic lung disease: An international placebo-controlled trial. Pediatr, 88;421-427,1991.

11 Spitzer AR, Fox WW, Delivoria-Papadopoulos M : Maximum diuresis - a factor in predicting recovery from respiratory distress syndrome. J Pediatr, 98;476-479,1981.

12 Yeh TF, Shibli A, Leu ST, Raval D, Pildes RS : Early furosemide therapy in premature infants (≦2000 gm) with respiratory distress syndrome: A randomized controlled trial. J Pediatr, 105;603-609,1984.

13 Belik J, Spitzer AR, Clark BJ, Gewitz MH, Fox WW : Effect of early furosemide administration in neonates with respiratory distress syndrome. Pediatr Pulmonol, 3;219-22,51987.

14 Green TP, Thompson TR, Johnson DE, Lock JE : Furosemide promotes patent ductus arteriosus in premature infants with the respiratory-distress syndrome. N Engl J Med, 308;743-748,1983.

15 Green TP, Thompson TR, Johnson DE, Lock JE : Diuresis and pulmonary function in premature infants with respiratory distress

syndrome. J Pediatr, 103;618-623,1983.
16 Kao LC, Warburton D, Sargent CW, Platzker ACG, Keens TG : Furosemide acutely decreases airway resistance in chronic bronchopulmonary dysplasia. J Pediatr, 103;624-629,1983.
17 Engelhardt B, Elliott S, Hazinski TA : Short and long-term effects of furosemide on lung function in infants with bronchopulmonary dysplasia. J Pediatr, 109;1034-1039,1986.
18 McCann EM, Lewis K, Deming DD, Donovan MJ, Brady JP : Controlled trial of furosemide therapy in infants with chronic lung disease. J Pediatr, 106;957-962,1985.
19 Rush MG, Engelhardt B, Parker RA, Hazinski TA : Double-blind, placebo-controlled trial of alternate-day furosemide therapy in infants with chronic bronchopulmonary dysplasia. J Pediatr, 117;112-118,1990.
20 Kao LC, Durand DJ, Philips BL, Nickerson BG : Oral theophylline and diuretics improve pulmonary mechanics in infants with bronchopulmonary dysplasia. J Pediatr, 111;439-444,1987.
21 Kao LC, Durand DJ, Nickerson BG : Improving pulmonary function does not decrease oxygen consumption in infants with bronchopulmonary dysplasia. J Pediatr, 112;616-621,1988.
22 Guignard JP, Dubourg L, Gouyon JB : Diuretics in the neonatal period. Rev Med Suisse Romande, 115;583-590,1995.
23 Kugelman A, Durand M, Garg M : Pulmonary effect of inhaled furosemide in ventilated infants with severe bronchopulmonary dysplasia. Pediatr, 99;71-75,1997.
24 Kao LC, Durand DJ, Phillips BL, Nickerson BG : Oral theophylline and diuretics improve pulmonary mechanics in infants with bronchopulmonary dysplasia. J Pediatr, 111;439-444,1987.
25 Rooklin AR, Moomijian AS, Shutack JG, Schwartz JG, Fox WW : Theophylline therapy in bronchopulmonary dysplasia. J Pediatr, 95;882-885,1979.
26 Roberts RJ : Methyl xanthine therapy: Caffeine and theophylline. In: Drug Therapy in Infants: Pharmacologic Principles and Clinical Experience, Philadelphia: WB Saunders, 119-137,1984.
27 Kao LC, Durand DJ, Phillips BL, Lyon MN, Nickerson BG : Comparison of drug therapy in infants with bronchopulmonary dysplasia. Pediatr Res, 20;351A,1986.
28 Murciano D, Aubier M, Lecocguic Y, Pariente R : Effects of theophylline on diaphragmatic strength and fatigue in patients with chronic obstructive pulmonary disease. N Engl J Med, 311;349-353,1984.
29 Davis JM, Stefano JL, Bhutani VK, McGowan M, Spitzer AR : Ventilatory response to caffeine in infants with bronchopulmonary dysplasia (BPD). Pediatr Res, 20;202A,1986.
30 Kao LC, Warburton D, Platzker ACG, Keens TG : Effect of isoproterenol inhalation on airway resistance in chronic bronchopulmonary dysplasia. Pediatr, 73;509-514,1984.
31 Gomez-Del Rio M, Gerhardt T, Hehre D, Feller R, Bancalari E : Effect

of a beta-agonist nebulization on lung function in neonates with increased pulmonary resistance. Pediatr Pulmonol, 2;287-291,1986.

32 Motoyama EK, Fort MD, Klesh KW, Mutich RL, Guthrie RD : Early onset of airway reactivity in premature infants with bronchopulmonary dysplasia. Amer Rev Respir Dis, 136;50-57,1987.

33 Sosulski R, Abbasi S, Bhutani VK, Fox WW : Physiologic effects of terbutaline on pulmonary function of infants with bronchopulmonary dysplasia. Pediatr Pulmonol, 2;269-273,1986.

34 Cabal LA, et al. : Effects of metaproterenol on pulmonary mechanics, oxygenation, and ventilation in infants with chronic lung disease. J Pediatr, 110;116-119,1987.

35 Kao LC, Durand DJ, Birch MA, Phillips BL, Nickerson BG : Metaproterenol and atropine aerosols improve pulmonary mechanics in infants with bronchopulmonary dysplasia (BPD). Pediatr Res, 21;456A.

36 Wilkie RA, Bryan MH : Effect of bronchodilators on airway resistance in ventilator-dependent neonates with chronic lung disease. J Pediatr, 111;278-282,1987.

37 Rotschild A, Solimano A, Putermen M, Smyth J, Sharma A, Albersheim S : Increased compliance in response to sulbutamol in premature infants with developing bronchopulmonary dysplasia. J Pediatr, 115;984-991,1989.

38 Stefano JL, Bhutani VK, Fox WW : The effect of albuterol on pulmonary mechanics in ventilated infants with BPD: A randomized blinded study. Pediatr Res, 25;328A,1989.

39 Hallman M, Bry K, Hoppu K, Lappi M, Pohjavuori M : Inositol supplementation in premature infants with respiratory distress syndrome. N Engl J Med, 326;1233,1992.

40 Hallman M, Pohjavuori M, Bry K : Inositol supplementation in respiratory distress syndrome. Lung, 168 Suppl, 877,1990.

41 Hallman M, Jarvanpaa A-L, Pohjavuori M : Respiratory distress syndrome and inositol supplementation in preterm infants. Arch Dis Child, 61;1076,1986.

흡입요법

만성 폐질환에 대한 흡입요법의 의의

1. 국소에 투여함으로써 전신 투여에 비해 부작용을 경감할 수 있다.[1~6]
2. 부작용이 적기 때문에 병의 증세가 완전히 나타나기 전에 예방하기 위해 사용할 수 있다.[4~10]

흡입요법의 목적

1. 기관지 확장 작용[1~4,7,8]
2. 항염증 작용[5, 6]
3. 산소 장애의 경감[9]
4. 폐고혈압의 경감[10]

흡입요법의 적응

1. RDS가 있는 환아에서 생후 조기(24~96시간 이내)부터 예방적 치료를 개시[7~10]
2. X-선으로 BPD 변화가 출현했던 시기(생후 2~3주)로부터 예방적 치료를 개시[3, 5, 6]
3. 생후 4주 이후의 BPD에 호흡 기능 개선을 목적으로 한 치료[1, 2, 4]

1) 흡입요법의 실제

흡입요법 : 생후 조기의 예방적 치료

BPD 발생을 감소시키는 효과가 나타나 있지 않다.

1. 78% Helium−22% oxygen mixture[7]
   기도저항, 분비물 감소
2. Isoetharine(β2−agonist)의 흡입[8]
   기관지 확장
3. Superoxide dismutases의 기관내 투여[9]
   산소 장애의 방지
4. NO의 흡입[10]
   폐동맥 고혈압으로 인한 환기혈류 불균형 분포를 경감

흡입요법 : 생후 2~3주의 예방적 치료법

1. Furosemide의 흡입
   1mg/kg/회의 흡입은 같은 양의 정맥내 투여에 비해 흡입 2시간 후에 Tidal volume, 순응도(Compliance)가 의미 있게 개선했다.
2. Beclomethasone의 흡입
   - 생후 14일에서 50㎍, 1일 3회, 28일간 투여하여 투여개시 후 2주부터 저항(resistance)의 개선, 투여개시 후 3주부터 순응도(compliance)의 개선이 가능하다.[5]
   - 평균18일부터 1mg/kg/day, 1일 3회, 최고 7일간 흡입으로 인공호흡을 조기에 중지할 수 있다.[6]

흡입요법 : 생후 4주 이후, 호흡 기능의 개선을 목적으로 한 치료

1. 0.1% Isolproterenol의 흡입
   5회 자발호흡으로 흡입시키면 흡입 후 조기(30분)에서 저항, Airway Conductance의 개선을 나타내지만 60분 후에는 대조군에 대해 의미 있는 차이가 없어진다.[1)]
2. Salbutamol(β_2-agonist)의 흡입
   100㎍을 2회 흡입한 경우 흡입 전과 비교하여 단시간(10분 후)에서 저항(resistance), 순응도(compliance)를 개선시키지만 60분 후에는 흡입 전과 의미 있는 차이가 없어진다.[2)]
3. 푸로세미드(Furosemide)의 흡입
   평균 생후 47일에서 흡입한 경우는 생리식염수 흡입과 비교하여 저항, 순응도, Tidal 볼륨 어느 쪽도 의미 있는 개선을 인정할 수 없다.[4)]

2) 흡입요법의 문제점

인공호흡기 회로를 통해 흡입약물이 폐로에 도달하는 정도가 불분명한 점이 많고, 실험단계에 있다.[11)]

참고문헌

1 Kao LC, et al. : Effect of isoproterenol inhalation on airway resistance in chronic bronchopulmonary dysplasia. Pediatr, 73;509-514,1984.
2 Pfenninger J, et al. : Respiratory response to salbutamol(albuterol)in ventilator-dependent infants with chronic lung disease: pressurized aerosol delivery versus intravenous injection. Intensive Care Med, 19;251-255,1993.
3 Prabhu VG, et al. : Pulmonary function changes after nebulised and intravenous frosemide in ventilated premature infants. Arch Dis Child, 77;F32-35,1997.
4 Kugelman A, et al. : Pulmonary effect of inhaled furosemide in ventilated infants with severe bronchopulmonary dysplasia. Pediatr, 99;71-75,1997.

5 Laforce WR, et al. : Controlled trial of beclomethasone dipropionate by nebulization in oxygen and ventilator-dependent infants. J Pediatr, 122;285-288,1993.
6 Giep T, et al. : Trial of beclomethasone dipropinate by metered dose inhaler in ventilator dependent neonates less than 1500 grams. Amer J Perinatol, 13;5-9,1996.
7 Elleau C, et al. : Helium-oxgen mixture in respiratory distress syndrome: A double-blind study. J Pediatr, 122;132-136,1993.
8 Gomez DRM, et al. : Effect of a beta-agonist nebulization on lung function in neonates with increased pulmonary resistance. Pediatr Pulmonol, 2;287-291,1986.
9 Davis JM, et al. : Safety and pharmacokinetics of multiple doses of recombinant human CuZn superoxide dismutase administered intratracheally to premature neonates with respiratory distress syndrome. Pediatr, 100;24-30,1997.
10 Subhedar NV, et al. : Open randomised controlled trial of inhaled nitric oxide and early dexamethasone in high risk preterm infants. Arch Dis Child, 77;F185-190,1997.
11 Fok TF, et al. : Pulmonary deposition of salbutamol aerosol delivere by metered dose inhaler, jet nebulizer, and ultrasonic nebulizer in mechanically ventilated rabbits. Pediatr Res, 42;721-727,1997.

VI

모니터링 · 검사

폐기능 검사와 만성 폐질환 관리

1. 의의

만성 폐질환 관리로 폐기능 검사를 실시하면 아래와 같은 장점이 있다.

폐기능 검사의 의의

1. 폐의 상태를 객관적 · 정량적으로 평가할 수 있다.
2. 병태의 파악, 진단에 도움이 된다.
3. 가시적으로 검사를 실시함으로써 질환의 악화와 완화를 평가 할 수 있다.
4. 약제 등 치료의 효과판정을 할 수 있다.

2. 만성 폐질환 환아의 폐기능

1) 영아기의 폐기능 검사

폐흉곽 탄성(Crs), 기도저항(Rrs) 등 아이의 협력이 필요하지 않은 측정이 중심이다.

영아기의 폐기능

1. Crs는 낮은 값을 나타낸다.[1, 2]
2. Rrs는 낮은 값을 나타낸다.[1, 2]
3. 기능적 잔기용량(FRC)은 저치를 나타낸다(그림 1).[1]

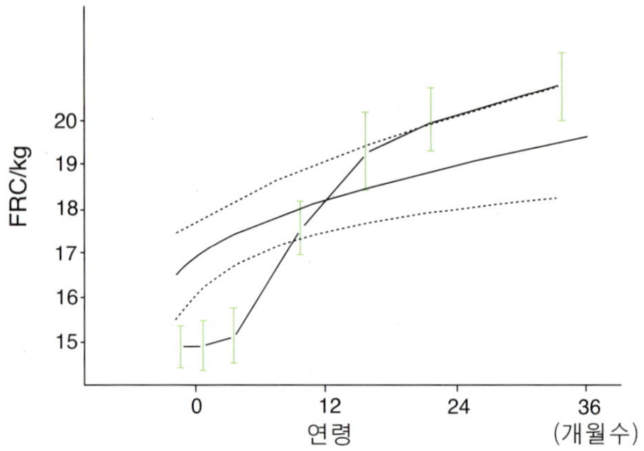

그림 1. CLD 환아의 FRC/kg의 경과(Gerhardt T[1])
점선으로 둘러싸인 범위는 신뢰성 95%의 정상 범위를 나타낸다.

2) 유아기의 폐기능

영아기에 할 수 있는 폐기능 검사에 추가해서 노력성 폐활량(FVC) 등의 검사도 할 수 있으나, 아이의 협력을 얻을 수 없는 어중간한 시기여서 폐기능 검사를 시행하기 가장 어려운 시기이다.

유아기의 폐기능

1. Crs는 1세경부터 개선되어 2~3세 정도가 정상범위에 들어가는 경우가 많다.[1, 3]
2. Rrs는 1세경부터 개선되어 2~3세 정도가 정상범위에 들어가는 경우가 많다.[1, 3]
3. FRC는 1세경부터 상승해 그 이후는 높은 값을 받는다(그림 1).[1] FVC는 낮은 값을 나타낸다.[4]

3) 소아기 이후의 폐기능

아이의 협력을 얻을 수 있게 되기 때문에 성인과 같은 폐활량측정법(spirometry)를 이용해 호흡대사 등의 검사도 가능해진다.

이들 폐색성 기도병변을 주체로 한 병태는 사춘기 이후에도 계속될 가능성이 있어, 만성 폐질환의 기왕을 가지는 아이의 관리에 있어서는 이것을 염두에 둘 필요가 있다.

소아기 이후의 폐기능

1. 1초간 노력성 호기량(FEV1)은 저치를 나타낸다.[5~7]
2. FVC는 낮은 값을 나타낸다.[5]
3. FRC는 높은 값을 나타낸다.[8]
4. 운동 중의 산소소비량(VO_2)은 낮은 값을 나타낸다.[9]
5. 기도과민성의 예도 많이 나타난다.[8]

3. Wilson-Mikity 증후군의 폐기능

Wilson-Mikity증후군(WMS)은 미국 등에서는 기관지폐 이형성증(BPD)의 아류형으로 보는 경향이 강하지만, 일본에서는 독립적인 질환으로서 인지되고 있다. 폐기능의 면에서도 BPD에서는 환기 조건의 후퇴에 따라 Crs의 저하가 나타나는 데 비해, WMS에서는 환기 조건이 후퇴해도 Crs의 저하가 나타나지 않는 등 큰 차이가 나타난다(그림 2).[10]

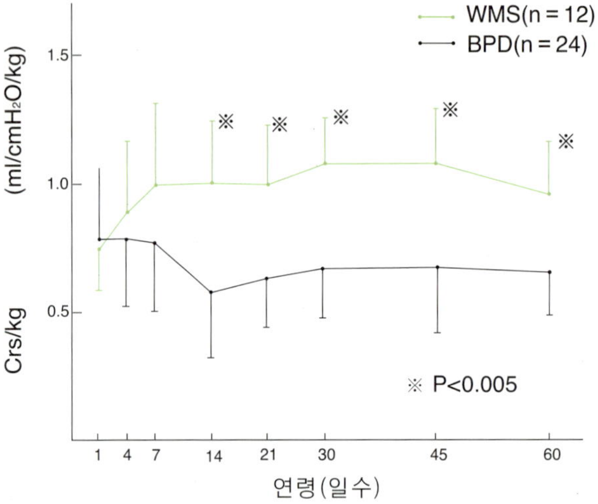

그림 2. WMS와 BPD의 Crs/kg의 경과[10)]

참고문헌

1 Gerhardt T, Hehre D, Feller R, et al. : Serial determinnation of pulmonary function in infants with chronic lung disease. J Pediatr, 110;448-456,1987.

2 Greenspan JS, Abbasi S, Ghutani VK : Sequential changes in pulmonary mechanics in the very low birth weight infant. J Pediatr, 113;732-737,1988.

3 Baraldi E, Filippone M, Trevisanuto D, et al. : Pulmonary function until two years of life in infants with bronchopulmonary dysplasia. Amer J Respir Crit Care Med, 155;149-155,1997.

4 Mallory GB Jr, Chaney H, Mutich RL, Motoyama EK : Longitudinal changes in lung function during the first three years of premature infants with moderate to severe bronchopulmonary dysplasia. Pediatr Pulmonol, 11;8-14,1991.

5 Parat S, Moriette G, Delaperche MF, et al. : Long-term pulmonary function outcome of bronchopulmonary dysplasia and premature birth. Pediatr Pulmonol, 20;289-296,1995.

6 Giacoia GP, Venkataraman PS, West-Wilson KI, Faulkner MJ : Follow-up of school-age children with bronchopulmonary dysplasia. J Pediatr, 130;400-408,1997.

7 Jacob SV, Lands LC, Coates AL, et al. : Exercise ability in survivors of

severe bronchopulmonary dysplasia. Amer J Respir Crit Care Med, 155;1925-1929,1997.
8 Northway WH, Moss RB, Carlisle KB, et al. : Late pulmonary sequelae of bronchopulmonary dysplasia. N Engl J Med, 323;1793-1799,1990.
9 Santuz P, Baraldi E, Zaramella P, et al. : Factoes limiing exercise performance in long-term survivors of bronchopulmonary dysplasia. Amer J Respir Crit Care Med, 152;1284-1289,1995.
10 長谷川久弥：新生児の呼吸機能. 低出生体重児新生児誌 5;41-58,1993.

펄스 옥시미터의 활용법

1. 신생아 만성 폐질환(CLD) 관리에서 펄스 옥시미터의 의의

CLD의 진료에 있어서 펄스 옥시미터를 이용하고 경피동맥혈 산소포화도(SpO_2)를 모니터 하는 목적에는 다음과 같은 것이 있다.

CLD의 관리에 펄스 옥시미터를 이용하는 목적

1. 적정한 산소화 상태의 유지(폐고혈압의 예방)
2. 과잉 산소 투여를 방지

CLD의 진료에 펄스 옥시미터를 이용하는 장점에는 다음과 같은 것이 있다.

펄스 옥시미터의 장점

1. 비침습적 · 연속적 모니터가 가능
2. 장착이 용이
3. 저산소혈증을 예민하게 감지[1)]
4. 피부의 성숙도에 영향을 받지 않음
5. 컴퓨터 등 주변기기와의 접속에 의해 데이터의 해석이나 원격지로의 송신을 용이하게 행할 수 있다.

단, 그 이용에 대해서는 다음사항에 유의할 필요가 있다.

펄스 옥시미터로 관리 시 유의할 점

1. 동맥혈 산소분압이 100mmHg에서도 400mmHg에서도 SpO_2는 100% 이상은 되지 않기 때문에 고산소혈증의 모니터로서는 불충분하다.
2. 몸의 움직임, 환경빛이나 정맥 박동, 즉 프로브의 장착 상태에 의해 SpO_2치가 영향을 받는 경우가 있다.[2)]
3. 펄스 옥시미터의 기종에 따라 SpO_2치에 차이가 있는 경우가 있다.[3)]
4. 산소포화도와 산소분압과의 관계는 항상 일정한 것이 아니라 체온, 이산화탄소 분압, 수소이온, 2 · 3-DPG 농도에 의해 좌우된다.

상기 유의점을 고려하면 CLD 환아를 관리하면서 SpO_2 목표치는 95%[4)]에서 98%[5)]로 하면 저산소혈증도 막을 수 있을 것이라고 생각된다. 특히 산소요법 중인 아이에 대해서는 SpO_2가 100%가 되지 않도록 주의할 필요가 있다.[9)]

CLD 환아의 관리 시에 목표로 해야 할 SpO_2치

1. SpO_2 목표치는 95~98%로 해둔다.
2. 산소요법 중인 아이에 관해서는 SpO_2가 100%가 되지 않도록 한다.

※ 경피 산소포화도는 펄스 옥시미터로 측정한다. 펄스 옥시미터가 표시하는 산소포화도는 제조사에 따라 2~3% 다르다. 비교적 낮게 표시하는 기종에서는 위의 산소포화도보다 2~3% 낮은 값으로 바꿔 읽는다.

2. CLD 관리에 있어서의 펄스 옥시미터의 활용법

본래 펄스 옥시미터는 단지 거기에 나타난 숫자를 바라보는 산소화 상태의 모니터 장치이다. 그러나 최근 컴퓨터 등의 주변기기와의 접속에 의해 SpO_2의 데이터를 해석하여, 펄스 옥시미터를 이용해 CLD를 여러 가지로 평가하려는 시도가 보고되고 있다. 그러한 방법을 CLD의 진료에 실용했을 경우에 환자에게 발생하는 이익에 대해 증명된 것은 없다. 따라서 아직까지 확립된 방법이라고는 할 수 없지만 가까운 장래에 그 기준이 확립되고 CLD 진료에의 실용이 기대되는 분야이기도 하다. 그러므로 현시점에서는 참고로서 여기에 몇 개의 예를 소개한다.

1) 신생아 만성 폐질환의 중증도 평가

(1) FSp95, Room Air Saturation(RAS), Normoxia Index95 (NI95)

이러한 지표를 이용해 신생아 만성 폐질환의 중증도를 평가하고[7], 산소요법 실시의 지침으로 하는 것이 제안되고 있다.[8]

펄스 옥시미터 사용 중 쓰이는 용어의 정의

1. FSp95 : <산소투여 중지할 때까지의 중증도의 지표>
   안정시에 SpO_2=95%를 유지하기 위해 필요로 하는 FiO_2의 값
2. RAS : <산소투여 중지의 지표>
   FiO_2=0.21에 있어서의 안정시 SpO_2의 값
3. NI95 : <산소투여 중지 후의 산소화 능력 개선의 지표>
   FSp95하에서의 연속측정 중에 SpO_2가 95% 이상 되어 있는 시간의 비율

펄스 옥시미터를 사용한 지표에 의한 산소요법의 실시 방침

1.산소투여량 : FSp95와 같거나 조금 많은 FiO_2
2. 산소투여의 계속 : FSp95≧0.22 또는 RAS<95%SpO_2
3. 산소투여 중지 : FSp95=0.21 이고 RAS≧95%SpO_2
4. 산소투여 재개 : FSp95≧0.22, RAS<95%SpO_2
또는 자주 관찰되는 NI95의 저치
(수태 후 37주 이후에 종종 70%TIME을 밑도는 것 등)

(b) room air challenge

Simoes 등[9]은 수태 후 31주에서 43주의 회복기의 기관지폐 이형성증 환아에 있어, 산소투여를 한 번 중지한 40분 후의 SpO_2가 92% 이상 있는 것이 산소요법 종료의 좋은 지침이 된다고 보고하였다.

산소요법 종료의 지침

산소투여를 한 번 중지한 40분 후에 SpO_2≧92%

2) CLD 환아의 재입원, 돌연사의 위험성 평가 - $MSaO_2$와 $\delta MSaO_2$

Iles 등[10]은 실내공기하에서 CLD 환아의 SpO_2를 6시간 기록, 아티펙트를 제외한 평균치 $MSaO_2$가 90%를 밑도는 경우, 그래서 $MSaO_2$의 표준편차치 $\delta MSaO_2$가 6%를 넘는 경우에 퇴원 후의 재입원, 영아 돌연사 증후군 (sudden infant death syndrome, SIDS) / 급성 생명위협 사건(acute life threatening event, ALTE)의 위험성이 높은 것으로 보고하고 있다. 위험성을 예측해 자택에서의 모니터 사용 등 적절한 개입을 실시할 수 있으면 그것들을 미리 막을 수 있을지도 모른다고 말하고 있다.

CLD 환아의 재입원, SIDS/ALTE의 위험성 평가

$MSaO_2 < 90\%$ 또는 $\delta MSaO_2 > 6\%$

참고문헌

1 Garg M, Kurzner SI, Bautista DB, et al.：Clinically unsuspected hypoxia during sleep and feeding in infant with bronchopulmonary dysplasia. Pediatr, 81;635-642,1988.

2 Bucher HU, Keel M, Wolf M, et al.：Artifactual pulse-oximetry estimation in neonates. Lancet, 343;1135-1136,1994.

3 Thilo EH, Anderson D, Wasserstein ML, et al.：Saturation by pulse oximetry: Comparison of the results obtained by instruments of different brands. J Pediatr, 122;620-626,1993.

4 Bucher HU, Fanconi S, Baeckert P, et al.：Hyperoxemia in newborn infants: detection by pulse oximetry. Pediatr, 84;226-230,1989.

5 Hay W, Thilo E, Curlande JB：Pulse oximetry in neonatal medicine. Clin Perinatol, 18;441-472,1991.

6 Vijayakumar E, Patterson ML, Bullock CE, et al.：Pulse oximetry in infants of <1500gm birth weight on supplemental oxygen: a national survey. J Perinatol, 17;341-345, 1997.

7 和田紀久, 川本 豊, 藤村正哲：パルスオキシメータを用いた新生児慢性肺疾患の重症度評価方法. 未熟児新生児誌 6;227-234,1994.

8 和田紀久, 藤村正哲：パルスオキシメートリーの新しい利用法. 周産期医学 25;891-895,1995.

9 Simoes EA, Groothuis JR, King SJ, et al.：Room air challenge: prediction for successful weaning of oxygen-dependent infants. J Perinatol, 17;125-129,1997.

10 Iles R, Edmunds AT：Prediction of early outcome in resolving chronic lung disease of prematurity after discharge from hospital. Arch Dis Child, 74;304-308,1996.

VII

외래관리

만성 폐질환(CLD) 환아의 외래관리[1)]

1. 목적

목적

1. 환아의 호흡상태를 모니터링하면서 간헐적으로 발생하는 합병증의 가능성을 최소로 해서 발달이나 성장을 최선의 수준까지 끌어올리는 것이다.
2. 외래의 주의 깊은 추적조사는 CLD 환아의 예후를 개선한다.[2)]

퇴원 시에 나타나는 CLD 환아의 폐장애 병태[3)]

폐탄성의 감소

폐저항의 증가

호흡압(Driving pressure)의 상승

기관, 기관지의 기류의 이상

호기유량의 한계 : 기관연화증, 기도과민성

호흡노력의 증가

에어트랩? 폐용량의 변화?(최근 변화가 없다는 보고가 많음[4, 5)])

기도과민성

2. CLD 외래의 대상

CLD 환아의 퇴원 후의 위험

1. 수태 후 36주까지 산소투여가 필요한 아이는 다음과 같은 요인과 관련이 있다고 보고되었다.[6]
   - 호흡 장애에 의한 재입원의 빈도
   - 수태 후 40주에서의 산소 의존성
   - 외과적 치료를 필요로 하는 기도 장애의 빈도
   - 발육 장애, 신경발달에 관한 후장애나 저긴장
   - 사망의 빈도

CLD 외래의 대상

CLD라고 진단된 모든 증례, 특히 수태 후 36주 이후도 산소요법이 필요한 증례[6]

3. 방법

1) 퇴원준비로 보호자 유의사항

1. CLD 질환 자체와 지속적인 치료의 필요성을 인식한다.
2. 각 시설에서의 CLD의 예후를 설명한다.
3. 조기 외래진찰을 할 수 있도록 호흡장애 악화의 조기 징후를 이해해야 한다.

   〈외래진찰이 필요한 소견〉
   - 수면 시 호흡수가 평상시의 20% 이상 증가할 때

• 함몰 호흡, 천식이 진행할 때
• 식욕이 감퇴할 때
• 체중 증가가 1일에 10~20g 미만일 때
• 체중 증가가 현저할 때
• 호흡기 감염증에 걸렸을 때
• 행동의 변화(자극에 예민한 반응)
• SpO_2가 90% 미만, 또는 청색증이 나타날 때
• 안정 호기시에 신음을 나타낼 때
• 발열 시
• 환아 지원 체제의 변경 또는 체력저하가 발생했을 때

4. 긴급 시의 대응 기법을 습득한다.
5. 담배 등 유해 환경물을 이해한다.
6. CLD에 의한 가족의 부담 내용을 이해하고 외래에서의 이것에 대한 지원의 필요성을 인식한다. 부모님의 정신적 스트레스는 CLD 환아를 가진 44%의 부모에게 나타나며 경제적 안정성은 이 스트레스의 빈도를 낮춘다.[7)]

2) 외래 진료

CLD 환아의 관리에는 건강한 아이를 대하는 것과 같은 배려, 소아과적 관심이 필요하고 장기 치료계획의 성공의 열쇠는 ① 좋은 가정환경, ② 안정된 원조체제, ③ 환자의 부모님이나 재택 케어에 종사하는 사람들의 헌신, 능력, 대응성이다.

팀 의료 실시

소아과 전문의(신생아과의, 호흡기 전문의), 이비인후과의, 소화기 영양학 전문의, 순환기병 전문의, 신경학 전문의, 안과의, 간호사, 호흡요법사, 사회사업가, 영양사, 발달평가 전문의 등이 의료 팀을 조직한다.

외래 진찰은 퇴원 후 1개월간은 매주 또는 격주로 실시해, 감각기관 등의 급성질환 이환을 피하기 위해서 일반 외래보다 멀리 떨어진 장소에

서 실시하는 것이 바람직하다.

CLD 환아는 호흡기계의 이병률(상하기도 감염증, 중이염의 이환률이 높다[8]), 영아기의 사망률도 보다 높다는 것이 알려져 있다.[9]

외래에서 주의할 임상소견과 예상되는 원인[3]

다호흡(수면시 호흡수> 45/분)	저산소증
	분비물 증가
	치료의 부적절
	호흡기 감염증의 초기 증상
	기도과민성
Wheezing	기도과민성
	기관지 연화증
	laryngeal webs
	성문하 협착
	심부전
기침	분비물 증가
	감염증의 조기 증상
	기도의 염증
	기도과민
발열	상하기도 감염증
	중이염
서맥	폐색성 무호흡
흉부 X-선상 infiltration	CLD 자체에서 유래하는 소견
	무기폐
	폐렴
저산소증	저산소증을 가져올 가능성이 있는 상기의 모든 것

HIFI STUDY로 보고된 수정 연령 9개월째에 호흡 장애로 외래 방문 시의 임상양상[10)]

함몰 호흡	12.2(%)
비즙	15.3
천식	9.9
안정시에서의 호기 연장	7.2
Moistrale	16.7
구개함몰	10.8
안정시의 천식	1.4
성문하 협착	1.4
청색증	0.5
기관절개	0.5

외래에서의 계측 · 검사

신체계측	체중, 신장, 두위, 흉위
호흡수	에너지 소비와 관련된다.[12)]
심박수	에너지 소비와 관련된다.[12)]
혈압	CLD 환아의 13%에서 추적조사 기간 중에 고혈압이 나타났다. 고혈압은 이뇨제 투여, 기관지 확장제 사용, 장기재택 산소기간, 높은 사망률과 관련을 나타냈다.[11)]
혈액	헤모글로빈, 헤마토크리트(만성 저산소 상태에서의 다혈증)
전해질 Cl	동맥혈에서의 만성적 탄산가스 분압 상승을 나타낸다.
테오피린 혈중농도	
크레아티닌	
BUN	투여수분량, 단백부하의 평가
혈액가스	

흉부 X-선	소견과 호흡 기능에 상관없다고 보고되었다. 전후 지름이 폭에 비해 적다 : CLD 증례에 많이 나타나지만 특징적인 것은 아니다.[13]
펄스 옥시미터	
심전도	우실 비대
심장 초음파 검사	폐고혈압증
안과검사	
청각검사	
지능검사	

4. 치료

1) 자택 산소요법(p. 122 참조)

- 산소 중지 기준 : 합의된 것은 없지만 조금 길게 사용하는 것이 발육을 개선할 가능성이 있다.[14~17]
- 산소유량 : 20ml/kg/min 이하, 또는 산소 중지 40분 후 SpO_2치 93% 이상을 유지할 수 있는 증례는 외래로 안전하게 산소 중지를 할 수 있었다고 보고되고 있다.[18]

2) 약물 요법

약물요법의 목표는 ① 증상의 조절, ② 정상적인 생활 활동의 유지, ③ 발육, 발달을 도와준다, ④ 호흡 기능을 가능한 한 정상적으로 가까운 시일 내에 유지, ⑤ 급작스런 증상 악화를 최소화, ⑥ 호흡기 감염증의 예방과 조기 치료, ⑦ 부작용을 피하는 것, ⑧ 재택관리를 기본으로 하는 것이다.[3]

다음의 약물치료의 단기적 유효성은 증명되고 있어 일반적으로 외래로 행해지는 것이 많지만, 이것들이 장기적 효과로서 CLD의 치유를 앞당길지 어떨지는 불명확하다.[19]

이뇨제

- 단기 : 푸로세미드 2~6mg/kg/일 分2~3
- 장기 : 클로로사이아자이드 20~40mg/kg/일 分2

기관지 확장제

- 역효과도 일어날 수 있다는 것이 보고되고 있다.[20]
- 테오피린 혈중농도를 10~20㎍/ml로 유지한다.

3) 수분관리

수분관리의 기준

- 경증(증상이 없고 약물투여 없다) : 150ml/kg/일
- 기도폐색 증상을 수반함(기관지 확장제 투여 필요) : 120ml/kg/일
- 폐부종 증상 있음 : 100ml/kg/일
- 충분한 체중 증가 : 달성하기 위해서 우유의 농도 향상이나 MCT오일(1ml : 7.7Kcal) 등을 첨가한다.

4) 영양관리

CLD 치료에서 중요하다(우유의 농도 향상, MCT 오일 첨가 등에 대하여 61쪽 참조).

5. CLD 환아의 예후

폐기능

CLD 환아는 영아기에는 호흡 장애를 나타내고 상기도 감염의 이병률이 높지만, 2세까지는 그 빈도는 감소하고 3세까지는 대부

분 호흡 장애의 소견이 소실한다고 보고되고 있다.[21, 22]

Northway 등은 1964~1973년에 출생한 26예의 CLD의 기왕력이 있는 성인 예를 인공환기요법의 기왕력이 없는 출생체중 연령을 매치시킨 군, 저출생체중아가 아닌 연령만 매치시킨 군의 2군 비교에 있어 의미가 있게 CLD 기왕군에게 기도폐색, 기도과민성, 폐과팽창을 나타냈다고 보고하고, 호흡기능 장애가 성인기까지 계속될 가능성을 시사했다.[23, 24]

또한 출생시 경도의 호흡 장애만 있고 CLD를 수반하지 않았던 극소 저출생체중아에 있어도, 소아기(7~11세)에 이르는 호흡 기능 검사에서의 이상이 보고되고 있다.[25, 26]

신체발육

신체발육은 출생체중을 매치시킨 군보다 나쁘다.
이것은 ① 산소소비의 증가, ② 호흡기 장애에 의한 호흡노력의 증가, ③ 에너지 소비의 증가,[1, 2] ④ 에너지 섭취의 감소 (수분 제한, 수유 제한 등)에 의한다고 생각된다.
필요 충분한 기간의 산소투여는 발육 불량을 개선시킬 가능성이 있다.[27]
소아기의 신체발육 불량 예에서는 뼈 미네랄의 형성 불량이 많이 나타나고 있다.[28]

1) 정신발달

정신발달 지체, 뇌성마비, 저긴장의 빈도가 높다고 보고[29, 30]되고 있지만, 이것이 CLD와 동시에 동반하는 것이 많은 뇌실내 출혈, 패혈증 등에 의한 것인지 CLD 자체에 의한 것인지에 관해서 일치한 결론은 없다.[31]

2) 생명 예후

미국의 CLD 환아의 영아 사망률은 23%로 추정되고 12%는 NICU 내에서, 나머지는 퇴원 후에 사망하며, 그 사인은 호흡기 감염증에 의한 호흡부전, 폐성심, 심부전이다.[32, 33]

합병증과 기타

1. 폐고혈압증(PH)
2. 위식도 역류증(GER) : 설명 불가능한 호흡ㄴ상태의 악화를 일으킬 수 있다.
3. 미숙아 망막증(ROP) : CLD 증례가 많은 1,250g 미만의 저출생체중아 67예의 검토(22예 중증 CLD, 45예 컨트롤)에서 보면, CLD 증례는 ROP의 발생률이 1.7배, 중증 ROP의 발생률은 1.8배라고 보고되고 있다.[34]
4. SIDS (Sudden Infant Death Syndrome) : CLD 환아에게서 7배의 발생률이 나타나고 SIDS의 위험인자[35]라고 보고되었지만 추가시험에서는 오히려 부정적이다.[36]
5. 호흡기 감염증(아래와 같음)

3) 호흡기 감염증

- RSV(Respiratory Syncytial Virus) 감염증, 인플루엔자가 중요하고 예방 백신 접종을 적극적으로 실시한다.
- 각종 예방접종의 개시 시기, 금기는 정상아와 기본적으로 같다.
- 미국에서는 2세 이하의 CLD 환아, 또는 2세 이하의 재태기간 35주 이하로 출생한 아이에 대해서 RSV-IVIG(Respiratory Syncytial Virus Immune Globulin Intravenous)를 유행기간 중 월 1회 투여(750 mg/kg)하는 방법이 권유받고 있다(예방적 효과 및 경제적 효과 있음).

- 1998년에 보고된 RSV 모노크로날 항체(미국 FDA 1998년 발매 인가)의 국제 다시설 비교 임상시험의 결과, 퇴원 후의 저출생체중아와 BPD아에게 동기(冬期) 매월 투여에 의해 RSV 감염 예방이 가능하고(대조군에 비해 55% 감소), 한편 투여량의 감소와 근육주사법에 따라 사용이 용이하게 되었던 것이 보고되었다.[37, 38]

HIFI STUDY에서는 출생 후 최초의 1년간 어떠한 원인에 의한 재입원율은 40%로, 호흡기 감염증에 의한 것은 22%라고 보고하고 있다.[10]

	발생률(%)
상기도 감염증	44
하기도 감염증	24
중이염	34
기관지 확장제의 투여의 필요성	10.4
이뇨제 투여의 필요성	3.5
산소투여의 필요성	2.3
재입원(어떠한 이유)	40

출생 시 모친의 연령이 17세 미만, 저수입, 모자 과정은 재입원율을 높인다.

참고문헌

1 Ballard RA : Pediatric Care of the Intensive Care Nursery Graduate. W.B.Saunders, 1988.
2 Trachtenbarg DE, Miller TC : Office care of the premature infant. Amer Fam Physician, 33;119-127,1986.
3 Bhutani VK, Abbasi S : Long-term pulmonary consequences in survivors with bronchopulmonary dysplasia. Clin Perinatol, 19;649-671,1992.
4 Blayney M, Kerem E, Whyte H, et al. : Bronchopulmonary dysplasia: Improvement in lung function between 7 and 10 years of age. J Pediatr, 118;201-206,1991.
5 DeKeine MJK, Roose CM, Voorn WJ, et al. : Lung function 8-18 years after intermittent positive pressure ventilation for hyaline membrane disease. Thorax, 45;941-946,1990.
6 Shennan AT, Dunn MS, Ohlsson A, et al. : Abnormal pulmonary

outocomes in premature infants: Prediction from oxygen requirement in the neonatal period. Pediatr, 82;527-532,1988.

7 McAleese KA, Knapp MA, Rhodes TT : Financial and emotional cost of bronchopulmonary dysplasia. Clin Pediatr(Phila), 32;393-400,1993.

8 Harrod JR, L'Heureux P, Wangensteen OD, et al. : Long-term follow-up of severe respiratory distress syndrome treated with IPPB. J Pediatr, 84;277-286,1974.

9 Bryan MH, Hardie MJ, Reilly MB, et al. : Pulmonary function studies during the first year of life in infants recovering from the respiratory distress syndrome. Pediatr, 52;169-178,1973.

10 HiFi Study Group : High-frequency oscillatory ventilation compared with conventional mechanical ventilation in the treatment of respiratory failure in preterm infants: assessment of pulmonary function at 9 months of corrected age. J Pediatr, 116;933-941,1990.

11 Anderson AH, Warady BA, Daily DK, Johnson JA, Thomas MK : Systemic hypertension in infants with severe bronchopulmonary dysplasia: associated clinical factors. Amer J Perinatol, 10;190-193,1993.

12 de Meer K, Westerterp KR, Houwen RH, Brouwers HA, Berger R, Okken A : Total energy expenditure in infants with bronchopulmonary dysplasia is associated with respiratory status. Eur J Pediatr, 156;299-304,1997.

13 Edwards DK 3rd, Hilton SW : Flat chest in chronic bronchopulmonary dysplasia. AJR Amer J Roentgenol, 149;1213-1216,1987.

14 Bernbaum JC, Hoffman-Williamson M : Primary Care of the Preterm Infant. St Louis, Mosby-Year Book,1991.

15 Groothuis JR, Rosenberg AA : Home oxygen promotes weight gain in infants with bronchopulmonary dysplasia. Amer J Dis Child, 141;992-995,1987.

16 Chye JK, Gray PH : Rehospitalization and growth of infants with bronchopulmonary dysplasia: a matched control study. J Paediatr Child Health, 31;105-111,1995.

17 Chye JK, Gray PH : Rehospitalization and growth of infants with bronchopulmonary dysplasia: a matched control study. J Paediatr Child Health, 31;105-111,1995.

18 Simoes EA, Rosenberg AA, King SJ, Groothuis JR : Room air challenge: prediction for successful weaning of oxygen-dependent infants. J Perinatol, 17;125-129,1997.

19 Kao LC, Durand DJ, McCrea RC, Birch M, Powers RJ, Nickerson BG : Randomized trial of long-term diuretic therapy for infants with oxygen-dependent bronchopulmonary dysplasia. J Pediatr, 124;772-781,1994.

20 Bhutani VK, Abbasi S : Evaluation of pulmonary function in the neonate. In;Polin RA, Fox WW(eds): Fetal and Neonatal Physiology. Philadelphia, WB Saunders, 853-871,1991.

21 Vohr BR, Bell EF, Oh W : Infants with bronchopulmonary dysplasia: growth pattern and neurologic and developmental outcome. Amer J Dis Child, 136;448-447,1982.

22 Northway WH Jr : Observations on bronchopulmonary dysplasia. J

Pediatr, 95;815-818,1979
23 Northway WH Jr, Moss RB, Carlisle KB, Parker BR, Popp RL, Pitlick PT, Eichler I, Lamm RL, Brown BW Jr : Late pulmonary sequelae of bronchopulmonary dysplasia. N Engl J Med, 323;1793-1799,1990.
24 Koumbourlis AC, Motoyama EK, Mutich RL, Mallory GB, Walczak SA, Fertal K : Longitudinal follow-up of lung function from childhood to adolescence in prematurely born patients with neonatal chronic lung disease. Pediatr Pulmonol, 21;28-34,1996.
25 Hakulinen AL, Jarvenpaa AL, Turpeinen M, Sovijarvi A : Diffusing capacity of the lung in school-aged children born very preterm, with and without bronchopulmonary dysplasia. Pediatr Pulmonol, 21;353-360,1996.
26 Parat S, Moriette G, Delaperche MF, Escourrou P, Denjean A, Gaultier C : Long-term pulmonary functional outcome of bronchopulmonary dysplasia and premature birth. Pediatr Pulmonol, 20;289-296,1995.
27 Bancalari E, Sosenko I : Pathogenesis and prevention of neonatal chronic lung disease: Recent developments. Pediatr Pulmonol, 8;109-116,1990.
28 Giacoia GP, Venkataraman PS, West-Wilson KI, Faulkner MJ : Follow-up of school-age children with bronchopulmonary dysplasia. J Pediatr, 130;400-408,1997.
29 Goldson E : Severe bronchopulmonary dysplasia in the very low birth weight infant: its relationship to developmental outcome. J Dev Behav Pediatr, 5;165-168, 1984.
30 Robertson CM, Etches PC, Goldson E, Kyle JM : Eight-year school performance, neurodevelopmental, and growth outcome of neonates with bronchopulmonary dysplasia: a comparative study. Pediatr, 89;365-372,1992.
31 Gray PH, Burns YR, Mohay HA, O'Callaghan MJ, Tudehope DI : Neurodevelopmental outcome of preterm infants with bronchopulmonary dysplasia. Arch Dis Child Fetal Neonatal Ed, 73;F128-134,1995.
32 Boynton BR : The epidemiology of bronchopulmonary dysplasia. In Merritt TA, Northway WH, Boyton BR(eds): Bronchopulmonary dysplasia: Contemporary Issues in Fetal and Neonatal Medicine. Boston, Blackwell Scientific, 19-32,1988.
33 Blayney M, Kerem E, Whyte H, et al. : Bronchopulmonary dysplasia: Improvement in lung function between 7 and 10 years age. J Pediatr, 118;201-206,1991.
34 Ajayi OA, Raval D, Lucheese N, Pildes RS : Ophthalmological morbidity in very-low-birthweight infants with bronchopulmonary dysplasia. J Natl Med Assoc, 89;679-683,1997.
35 Werthammer J, Brown ER, Neff RK, et al. : Sudden infant death syndrome in infants with bronchopulmonary dysplasia. Pediatr, 69;301-304,1982.
36 Gray PH, Rogers Y : Are infants with bronchopulmonary dysplasia at risk for sudden infant death syndrome? Pediatr, 93;774-777,1994.
37 The IMpact-RSV Study Group : Palivizumab, a humanized respiratory

syncytial virus monoclonal abtibody, reduceds hospitalization from respiratory syncytial virus infection in high-risk infants. Pediatr, 102;531-537,1992.

38 Committee on Infections Diseases and Committee on Fetus and Newborn, American Academy of Pediatrics. Prevension of respiratory syncytial virus infections: Indications for the use of Palivizumab and update on the use of RSV-IGIV. Pediatr, 102;1211-1216,1998.

재택 산소요법

재택 산소요법은 일본에서는 1985년에 보험 적용이 되어, 소아 영역에서는 신생아 만성 폐질환인 아이를 중심으로 보급해 오고 있는 비교적 새로운 관리법이다.

1. 만성 폐질환 환아의 재택 산소요법 의의

만성 저산소혈증인 채 퇴원했을 경우에 생기는 문제점

만성 저산소혈증

1. 폐혈관을 수축시키고 폐고혈압증을 일으킨다.[1]
2. 발육이 억제된다.[2]
3. 운동능력이 저하한다.
4. 호흡기 감염에 대한 저항성이 떨어지고 재입원이 증가한다.[2]

2. 재택 산소요법의 목적

재택 산소요법을 시행하는 것으로써 다음과 같은 효과를 기대할 수 있다.

재택 산소요법의 목적

1. 환아의 발육이 촉진된다.[3]
2. 환아와 가족과의 분리 기간을 단축할 수 있다.[4]
3. 가정에서 양육하는 것에 의한 발달 촉진을 기대할 수 있다.
4. 적절한 산소투여를 실시하는 것으로, 폐고혈압을 예방할 수 있다.
5. 의료비를 삭감하고 병원의 베드를 효율적으로 이용할 수 있다.[5]

3. 재택 산소요법의 적응

재택 산소요법의 적응 기준은 성인의 만성 폐질환에 대해서는 명확하게 정해져 있지만 소아 영역에서는 그 특수성으로부터 성인과 같이 명확한 기준을 정하기 어렵고, 일본에서도 시설에 의해 적응 기준에 약간의 차이가 나타난다. 기본적으로 공통된 기준은 다음과 같다.

재택 산소요법의 적응

1. 호흡 순환 동태가 안정되어, 적은 유량의 산소투여로도 충분한 산소화를 얻을 수 있다.
2. 영양상태가 양호하다.
3. 가족의 협력을 얻을 수 있다.
4. 응급시의 치료 체제가 확립되어 있다.

아래는 일본의 소아 재택 산소요법의 적응 기준[6]을 나타낸다.

〈소아 재택 산소요법의 적응 기준〉[6]

1. 안정된 호흡상태를 유지할 수 있다(FiO_2 0.4 이하).
   - 매분 5l 이하의 산소투여(헤드 박스, 코 캐뉼러를 불문하고)로 SpO_2 90% 이상을 유지할 수 있다.
   - 안정상태에서 공기호흡을 하여서 SpO_2가 85% 이하가 되지 않는 것이 바람직하다.
   - 산소투여하에서, 임상적으로도 안정된 상태가 1개월 이상 계속하고 있다.
   - 인공호흡 중인 환자의 경우
     FiO_2 0.4, 환기압 5/25, 환기횟수 20회/분 이하로 안정되어 있다.
2. 안정된 영양상태로 체중이 3kg 이상
   충분한 수유력 또는 안정된 경관영양을 하고 있다.
3. 가족, 부모님의 자발적인 협력을 얻을 수 있다.
4. 긴급 연락체제를 확립할 수 있다.

※ 성인 증례와 달리 소아 재택 산소요법으로는 펄스 옥시미터에 의한 환자 모니터가 불가피하다.

(일본 후생성 심신장애 연구 NICU 퇴원아의 홈케어 시스템의 확립 연구반)

4. 재택 산소요법의 실제

1) 산소 공급원

- 막형산소 농축 장치(선택적으로 질소보다 산소를 통하는 막을 이용한 장치)
  ① 소비전력이 적다.
  ② 얻을 수 있는 산소농도가 약 40%로 낮다.
- 흡착형 산소 농축 장치(질소를 흡착하는 흡착제를 이용한 장치)

① 90% 이상의 높은 산소농도를 얻을 수 있다.

② 소비 전력이 많고 가습도 필요로 한다.

○ 액화 산소 장치(설치형과 휴대형으로 이루어짐, 1990년 4월부터 보험 적용)

① 설치형의 충전은 산소 업자에게 위탁하지 않으면 안 된다.

② 산소 봄베와 비교하면 훨씬 장시간 사용할 수 있다. 전력을 소비하지 않고 소음도 없다.

○ 산소 봄베

① 일상적인 산소 공급원으로서 사용되는 경우는 전혀 없다.

② 외출 시 휴대용, 정전 시 예비용으로 주로 이용한다.

2) 산소 공급 방법

○ 경비 카테터(그림 1)[7)]

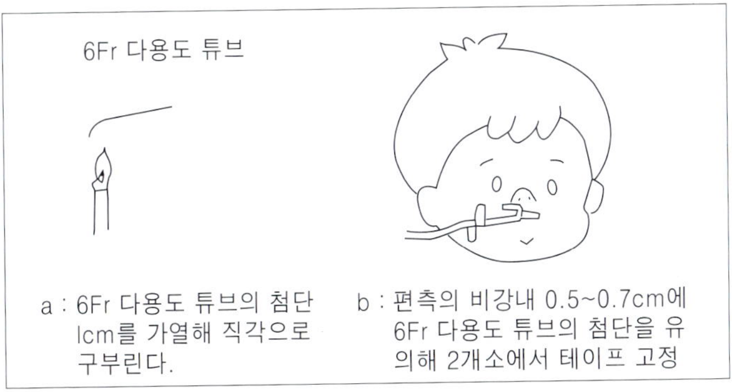

그림 1. 경비 가테터법[7)]

○ 경비 캐뉼러(그림 2)[7)]

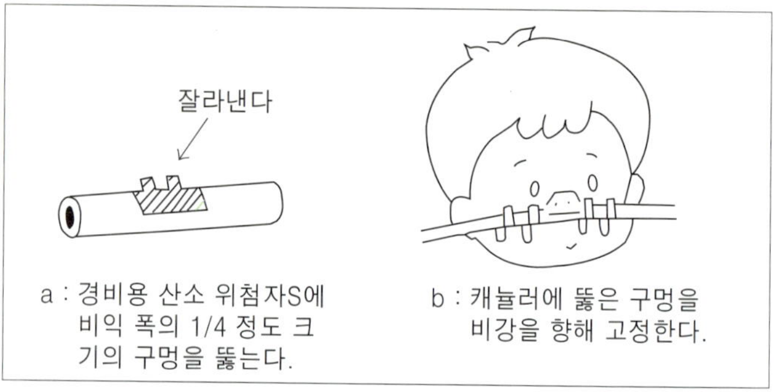

그림 2. 경비 캐뉼러법[7)]

○ face 마스크

○ 산소 텐트

3) 재택 모니터링

왜 재택 모니터링이 필요한가?

성인과 달리 스스로 증상을 호소할 수가 없다.

재택 모니터링의 의의

1. 아이 상태의 객관적인 파악
2. 적절한 산소투여량의 설정
3. 야간 수면시의 저산소혈증의 예방
4. 호흡기 감염 등 응급시의 대응

〈펄스 옥시미터를 이용한 재택 모니터링〉[8)]

○ 기록지법

펄스 옥시미터가 가리키는 값을 모친에게 기록지에 정기적으로 기

록하게 하는 방법

○ 메모리 법

메모리를 가진 펄스 옥시미터를 이용해 외래에서 전날 가정에서의 기록을 보여주는 방법

○ 통신법(그림 3)[8)]

전화회선을 이용해 가정에서의 펄스 옥시미터의 기록을 전화회선을 사용해 송신받는 방법

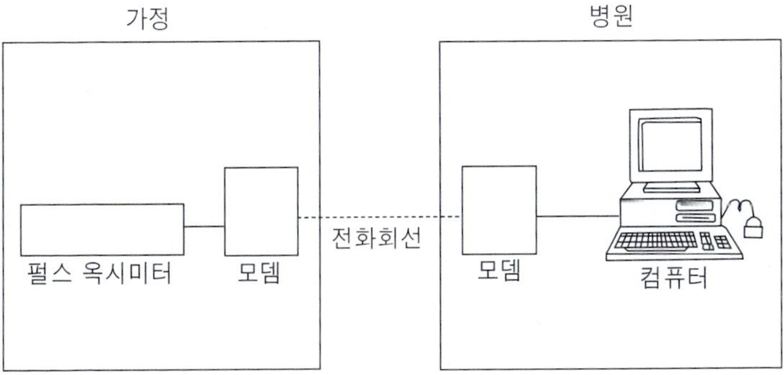

그림 3. 통신법에 따른 재택 모니터링 시스템[8)]

가족 부담의 경감, 외래 진료시간의 단축, 긴급시의 대응 등을 종합하여 생각하면 비용에 문제가 있지만 통신법이 최선의 방법이라고 생각된다.

통신법은 환아에게 붙인 펄스 옥시미터로부터 얻을 수 있는 정보(SpO_2, 심박수)를 모뎀을 통해 전화회선을 사용해 병원에 보내 병원의 PC로 분석한다. 이 방법에 의해 실시간 데이터뿐만이 아니라 12시간 분의 트랜드 데이터의 전송이 가능해져, 펄스 옥시미터에 기억되어 있는 전날 밤의 정보 등을 병원에 있으면서 호출하는 것이 가능해진다. 또한 PC로 데이터를 해석하는 것으로써 막대그래프의 작성 등도 용이해 보다 섬세한 관리가 가능해지고 있다.

참고문헌

1 Abman SH, WolfeRR, Accurso FJ, et al. : Pulmonary vascular response to oxygen in infants with severe bronchipulmonary dysplasia. Pediatr, 75;80-84,1985.

2 Chye JK, Gray PH : Rehospitalization and growth of infants with bronchopulmonary dysplasia: a matched control study. J Pediatr Child Health, 31;105-111,1995.

3 Hudak BB, Allen MC, Hudak ML, et al. : Home oxygen therapy for chronic lung disease in extremely low-birth-weight infants. AJDC, 143;357-360,1989.

4 Pinney MA, Cotton ER : Home management of bronchopulmonary dysplasia. Pediatr, 58;856-859,1976.

5 McAleese KA, Knapp MA, Rhodes TT : Finacial and emotional cost of bronchopulmonary dysplasia. Clin Pediatr Phila, 193:32;393-400.

6 宮坂勝之, 阪井裕一：NICU 退院児の在宅酸素療法の適応基準に関する考察. 厚生省心身障害研究：新生児管理における諸問題の総合的研究, 昭和63年度研究報告書, 217-221,1988.

7 大出　集：在宅酸素療法の実際. NICU, 4;515-521,1991.

8 長谷川久弥：新生児慢性肺疾患に対する在宅酸素療法－在宅モニタリングシステムを中心に－. 小児呼吸器疾患誌 3;58-60,1992.

VIII

신생아 만성 폐질환의 전국조사 결과(일본)

후생성 심신장애 연구(1995, 1996, 1997년도)
'신생아기 질환과 케어에 관한 연구'
'신생아 만성 폐질환의 예방과 치료에 관한 연구반'

이 조사에 협력해 주신 전국의 신생아 집중 치료실의 모든 선생님에게 감사드린다.

1995년 신생아 만성 폐질환 전국조사

(1) 만성 폐질환 증례에 관한 전국조사

시설 수 252
극소 저출생체중아 수 4,457
(같은 해의 전국 출생 수 7,312의 61.0%)
만성 폐질환 예의 수 902

(2) 만성 폐질환의 관리법에 관한 전국조사

시설 수 252
만성 폐질환 발생률과 관리법의 관계를 해석한 시설 수 141

요약

1. 만성 폐질환 환아의 전국조사 : NICU의 확충에 수반하는 만성 폐질환의 발생 〈없음〉수와 종류의 추이를 분명히 하기 위해 전국조사를 실시해 다음과 같은 결과를 얻었다.
   ① 출생체중 특이 CLD 발생률의 저하
   ② CLD 중증형(type I,III)의 감소 경향
2. 전문시설 의료내용의 전국조사 : 만성 폐질환의 발생 방지와 조기 치료에 관련된 의료내용을 전국조사를 실시해 다음과 같은 결과를 얻었다.
   ① 폐에 좋다고 여겨지는 치료법을 시행했을 경우에 CLD 발생률의 감소 경향
   ② 증례수가 많은 시설에 CLD 발생률의 감소 경향
   ③ 다수 시설에 관리법 개선의 여지가 있는 것

④ 지식의 보급을 위해 구체적 조치가 필요하다는 것

머리글

최근 눈부신 신생아 집중치료의 발전과 보급이 이루어져 신생아 사망률이 현저하게 개선하여, 국제 비교를 하여도 제1위의 위치를 차지하기에 이르렀다. 특히 극소 저출생체중아 등 미숙아의 생존율이 개선하고 있지만, 이러한 환아에게 발생되는 만성 폐질환(chronic lung esaesid, CLD) 등의 합병증을 해결하는 것이 당면 과제가 되고 있다. 본 연구반에서는 CLD의 역학, 병인, 병태, 진단, 치료 등에 대해서 해결이 시급한 사항을 중심으로 연구를 진행시켜 거기에 따라 CLD의 감소와 경감을 꾀하는 것을 목적으로 조사를 실시해 왔다.

연구 목적

만성 폐질환의 원인과 예방에 중요한 기초 · 임상 과제에 대한 연구를 진행시킨다. 동시에 만성 폐질환의 현 상태를 역학과 임상 양면으로 조사하여, 전국의 1995년의 만성 폐질환 CLD 증례의 임상양상과 CLD 관리법의 현상을 조사해 CLD가 증가하고 있는지 아닌지, CLD 발생률에 관계되는 요인의 해석, 그리고 CLD의 치료 · 관리의 모습을 검토한다. 그러한 결과와 함께 관련 문헌을 계통적으로 평가해 현장에서 진료에 지침이 되는 사항을 집대성한 후 가이드라인으로 공표해 진료실 의사들에게 제공하기 위한 것이다.

대상과 방법

일본 소아과학회 신생아 위원회가 1996년에 실시한 '고위험 신생아 의료 전국조사' 의 회답시설 가운데, 인공환기요법을 실시하고 있다고 회답한 548개 시설의 신생아 의료 담당의사 대표에 조사용지를 우송했다. 회답은 시설 수 252개, 1995년의 입원 극소 저출생체중아 수 4,457명,

CLD 증례 수 902건이다. CLD 병태 분류를 표 1에 나타낸다.

연구 성적

1. CLD 증례에 관한 전국조사

1) 전 시설을 대상으로 한 해석

(1) 대상수(표 2a, b)와 출생체중 분포

이번 조사대상 모수인 신생아 총수는 40,966예(90년 小川반 전국조사에서는 50,290예, 이하 괄호 안의 수는 동일 조사 수를 나타냄), 2,500g 미만의 저출생체중아는 17,487예(21,062예), 1,500g 미만은 4,157예(4,964예), 1,000g미만 1,631예(1,817예)이며, 1995년도 인구동태 통계로부터 환산하면 이번 조사는 같은 해의 전 초극소 저출생체중아의 60.9%, 극소 저출생체중아의 62.5%를 조사한 것이 된다.

출생체중 분포(그림 1, 2)에서는 90년의 조사에 거의 유사했지만 전반에 저출생체중이 차지하는 비율이 증가하는 경향을 나타내 특히 1,000~1,499g, 6.9%(6.3%, $P<0.0001$), 800~899g, 0.94%(0.8%, $P<0.005$), 500g 미만 83예(60예, $P<0.001$)로 의미가 있게 차지하는 비율이 증가했다.

(2) 신생아 생존율

생후 28일 이상 생존한 증례수는 39,937예이며 생존율 97.5% (48,762예, 97.0%)로 90년에 비교해 의미 있게($p<0.0001$) 개선했다. 체중 구분별(그림 3)에서도 모든 체중군으로 생존율은 개선되어서 500~599g, 1,500~1,999g의 체중군 이외에서 유의차가 있었다.

(3) CLD 발생률

생후 28일 이상 생존예 중 CLD는 902예(22주 2일~41주 5일, 368~3,900g) 나타나 CLD 발생률은 전체에서 2.3%(2.3%), 1,000g 미만

에서 46.2%(51.4%), 1,000~1,499g으로 9.7%(12.3%), 1,500~1,999g로 0.7%(1.1%), 2,500g 이상으로 0.035%(0.03%)였다. 일반적으로 출생체중이 작을수록 CLD 발생률이 높다는 것은 95년 조사에서도 나타났다. 500g 미만의 발생률 60.0%는 500~599g의 발생률 70.1%를 밑돌아, 이번에 새롭게 수태 후 36주 이후도 산소투여가 필요하여 CLD라고 정의한 중증 CLD의 발생률을 보면, 600~700g의 체중군에서 47.1%로 절정을 나타냈다(표 2a, b).

체중별의 CLD 발생률 비교(그림 4)에서는, 1,500g 미만과 1,000g 미만의 양 군에서, 의미가 있게($p<0.02$) CLD 발생률이 이번이 낮았다. 보다 자세한 체중 구분별에서도 500~699g의 체중군 이외에서도 발생률은 떨어져, 800~1,000g의 체중군에서는 35.5%(42.9%), 1,000~1,499g에서 9.7% (12.3%)가 되어 의미가 있게(각각 $p<0.02$) 저하했다.

(4) CLD의 병태 비율(그림 5 아래)

RDS 이후에 나타나는 I형, II형이 전체의 63.3%를 차지하고 지난번과 비교해 증가($p<0.007$)하였으나, 여전히 가장 많은 병태였다. I형은 28.2%로부터 24.0%로 감소($p<0.02$)하고, II형이 29.3%로부터 39.3%로 증가($p<0.0001$)했다. III형, V형은 13.4%, 11.2%와 거의 발생률에 변화를 나타내지 않았지만, IV형은 약 3분의 1 감소해($p<0.0001$) 4.4%가 되었다. 그 외라고 정의되는 IV형도 감소해 이번에 새롭게 설정한 III′ 형(4.7%)과 합해도 발생률에 의미 있는 변화는 나타나지 않았다.

(5) CLD 사망률(그림 5 위)

입원 중 CLD의 사망률에서는, 전체에서는 6.1%(6.2%)로 각 병형별로 봐도 90년에 비교해 의미가 있는 개선은 나타나지 않았다. I, III형의 사망률이 높고 III형은 11.6%로서 이번에도 가장 생명 예후가 불량한 병형이었다. III′ 형에는 사망예는 나타나지 않았다.

전 체중에서의 신생아 사망률(4.7% vs 3.2% $p<0.0001$) 및 그림에 나타나는 체중 구분에서의 신생아 사망률은 의미가 있게 개선했지만, 1,000g 미만에서는 좋아지는 경향을 나타냈으나 유의차는 나타내지 않

았다(25.8% vs 22.4% p=0.18).

(6) 재택 산소요법 시행률(이하 HOT율)

생후 28일 이상 생존예로부터의 HOT율은 1,000g 미만 전체에서 2.8%였지만, 800g 미만에서 그 비율은 급증해 5.2%가 되어 500g 미만에서는 더욱 상승해 13.3%에 HOT가 시행되었다.

(7) HOT와 CLD 병태(표 3)

전 CLD에서 HOT는 58예 시행되어 HOT율은 6.7%였다.

병형별로는 III, IV형이 15.5%, 16.7%로 I형의 HOT 발생률은 9.6%였다. HOT에서 차지하는 비율에서는 I형 34.5%, III형 31.0%로 I, III형이 전체의 3분의 2 차지했으며, II형, IV형이 10% 전후로 이 뒤를 이었다. III′ 형에서의 HOT예는 이번 1예의 보고였다.

(8) 1990년과의 비교

1990, 1995년도의 CLD 증례 수는 1990년 1,135예, 1995년 902예, 합계 2,037예가 나타났다. 재태기간(이하 1990년도 vs 1995년도의 순서. 27.4주 vs 27.1주 $p<0.005$), 출생체중(995.9g vs 950.2g $p<0.004$)은 의미가 있게 감소했지만, 입원 중 사망예를 제외한 입원기간(149.0일 vs 143.5일)은 오히려 단축 경향을 나타냈다.

각 CLD형별로는 I, II형이 재태기간(각 26.8주 vs 26.4주 $P<0.03$, 27.6주 vs 27.3주 $P<0.05$)에서, I, III형이 출생체중(각각 순서대로 928.3g vs 847.2g $P<0.001$, 970.4g vs 901.9g $P<0.05$)에서, V형이 입원기간(149.3일 vs 124.7일 $p<0.04$)에서 의미가 있게 감소했다.

2) 1990, 1995년도 모두 조사된 시설의 5년간 추이

1990년도(小川班 전국조사), 1995년도의 CLD 증례별 개표 설문조사의 2회 조사에 완전 회답한 시설은 73개 시설이다. 이러한 시설의 신생아 사망률, CLD 발생률과 CLD 증례의 성격에 대해 5년간 추이를 비교 검토했다.

(1) 신생아 사망률(그림 6)

전 체중에서의 신생아 사망률(4.7% vs 3.2% $p<0.0001$)과 그림에 나타내는 체중 구분에서의 신생아 사망률은 의미가 있게 개선했지만, 1,000g 미만에서는 개선 경향을 나타냈으나 유의차는 나타나지 않았다. (25.8% vs 22.4% $p=0.18$)

(2) CLD 발생률(그림 7)

전 체중(4.1% vs 4.1%)에서도 그림에 나타내는 각 체중 구분에서도 의미가 있는 변화는 나타나지 않았다.

(3) CLD 수와 재태기간, 출생체중, 입원기간(그림 8)

73개 시설에서의 CLD 수는 90년도 530예(90년 조사 CLD의 46.7%), 1995년도 574예(1995년 조사 CLD의 63.6%)로, 1시설당 CLD 수는 7.3예에서 7.9예로 증가했다. CLD 증례의 재태기간(27.3주 vs 26.8주 $p<0.02$), 출생체중(989.1g vs 926.9g $p<0.003$)은 95년도에 의미가 있게 감소해 입원기간(149.3일 vs 144.1일)은 감소 경향을 나타냈다. CLD 구분에서는 II형, V형이 재태기간(각 27.6주 vs 27.0주 $p<0.004$, 27.2주 vs 25.9주 $p<0.04$)에서, I, II, IV형이 출생체중(911.0g vs 842.2g $p<0.003$, 1,039.2g vs 967.6g $p<0.03$, 970.2 vs 803.9g $p<0.03$)에서 의미가 있게 작아져, 입원기간에서 III, V형이 감소 경향(III형 : 198.9일 vs 161.5일 $p=0.077$)이었다.

3) CLD 증례에 관한 전국조사의 통계

① 일본의 전 초극소 저출생체중아의 60.9%, 극소 저출생체중아의 62.5%를 조사했다.

② 모든 체중군에서 생존율은 개선했다.

③ CLD는 902예에서 재태기간(이하 1990년 vs 1995년, 27.4주 vs 27.1주), 출생체중(995.9g vs 950.2g)은 의미가 있게 감소했지만, 입원 중 사망예를 제외한 입원기간(149.0일 vs 143.5일)은 오히려

단축 경향을 나타냈다.

④ CLD 발생률에서〔이하 1995년(1990년)〕 전체에서 2.3%(2.3%), 1,000g 미만에서 46.2%(51.4%), 1,000~1,499g에서 9.7%(12.3%), 1,500~1,999g에서 0.7%(1.1%), 2,500g 이상에서 0.035%(0.03%)로 감소 경향이 나타났으며 특히 위험이 높은 500~1,499g에서 감소했다.

⑤ I형, II형이 63.3%로 증가해 가장 많은 병태였다. 중증의 I형은 28.2%로부터 24.0%로 감소($p<0.02$)하였으며, 경증으로 여겨지는 II형이 29.3%에서 39.3%로 증가($p<0.0001$)했다. III형, V형은 13.4%, 11.2%로 거의 발생률에 변화를 나타내지 않았지만, 염증 데이터 미상군인 IV형은 3분의 1 감소해($p<0.0001$) 4.4%가 되었으며, 검사의 보급이 알려져 윌슨 · 미키티 증후군 또한 감소 경향이 있다고 판단되었다.

⑥ I, Ⅲ 형의 사망률이 높고 Ⅲ 형은 11.6%였다.

⑦ 재택 산소요법의 실시는 1,000g 미만 전체에서 2.8%였고, 800g 미만에서 증가해 5.2%, 500g 미만에서는 13.3%였다. Ⅲ, IV형이 15.5%, 16.7%로 실시율이 높았다.

2. 만성 폐질환의 관리법에 관한 전국조사 결과

1) 만성 폐질환의 관리법

(1) 대상

CLD 증례 조사와 같이 548개 시설의 신생아 의료 담당의사 대표에게 조사용지를 우송해 217개 시설의 회답을 얻었다. 이하에 유효한 회답 시설을 대상으로 각 시설의 CLD 발생률이 그 시설의 관리법 등과 관련되어 있는지 아닌지에 대해서 검토한 결과의 개요를 나타낸다(표 4).

(2) CLD의 예방적 관리

태아 폐성숙 처치(모체에 스테로이드, TRH 투여) – 처치에 의해 태아

폐 계면활성제 분비가 유도되어 출생 후의 호흡곤란 증후군(RDS) 발생이 경감하는 것이 밝혀지고 있다. 모체에의 스테로이드 투여는 64%의 시설에서 가끔 이상 실시되고 있었으며 거의 실시하지 않거나(27.8%), 실시하지 않는(8.6%) 시설도 존재한다.

신생아 급성기 호흡관리법과 CLD의 발증 예방에 대해서는 RDS에 대한 인공폐 계면활성제 투여의 효과 등 많은 연구가 제안돼 왔다. 가장 일반적인 인공환기요법으로서의 간헐 양압환기의 사용법에서는 환기압 파형에 영향을 주는 가스 유량에 대해 그다지 배려하지 않은 시설이 반수에 가까웠다(표 5). 특수 환기방식의 인공호흡기 사용에 대해서는 고빈도 진동 인공환기요법은 RDS에 대해서 27%에서 사용되고 있고 그 외 지속성 폐고혈압증(43%), Air leak(42%) 등도 대상이었다. 환아의 호흡에 동조시키는 인공환기요법(patient trigger ventilation)도 권장되고 있지만, 기계의 보급도가 아직도 충분하지 않거나 거의 사용하고 있지 않은 시설이 65%이다.

인공환기요법에 대한 아이의 fighting을 완화하기 위해 진정제, 근이완제 등을 사용하는 경우가 있는 것은 27%로 그다지 사용되고 있지 않은 시설이 많았다(73%). 중증의 저산소혈증의 예에서는 환기 조건, 흡입산소농도의 높은 수치를 피할 수 없게 되는 경우가 많지만, 적응 질환을 선택하면 폐혈관 확장 작용이 있는 일산화질소 흡입요법(미승인)에 따른 환기 조건 완화가 기대된다. 현재까지 사용 경험이 있는 시설은 20%이다.

지속적 양압호흡 요법 CPAP는 폐장애 인자인 기관내 삽관이 필요한 인공환기요법으로부터의 조기 이탈과 발관 후의 무호흡 발작의 예방 · 폐환기 보조의 2개 용법이 있지만, 시행하는 기술이 비교적 어렵다. CPAP를 실시하는 시설은 41%이며 전혀 실시하지 않는 시설이 27%로 나타났다. 실시하는 경우에는 대부분 경비 CPAP법이었다(85%)(표 6).

CLD를 줄일 목적으로 급성기에 스테로이드제를 전신 투여하는 방법이 보고되고 있지만 생후 2주까지 실시하는 시설은 10%였으며, 이후에 투여하는 시설 중에서도 급성기 투여는 15%이다(표 7). 수액 관리를 보면 과잉 수분투여는 CLD를 일으킨다. 일령 0에서는 96%의 시설이 60ml/kg/일 또는 그것 이하로 제한하고 있다. 또 생후 28일에서는 68%

가 120ml/kg/일 이하이지만 이 경우는 벌써 CLD가 발병해 관리상 제한하고 있는 경우가 많다고 생각된다(표 8).

(3) CLD의 검사 · 진단 · 모니터링 · 치료의 현상

CLD 환아의 검사 · 진단 · 모니터링 · 치료는 치료효과 판정, 임상양상 진행의 예방, 조기 회복, 성장과 발달의 촉진 등을 목적으로 행해진다.

펄스 옥시미터는 비침습적이고, 한편 측정치가 환아의 산소포화도 SpO_2를 비교적 정확하게 계속 표시해 침상에서 판단할 수 있으므로 자주 이용되고 있다(95%). 표시된 SpO_2치(%)의 지적 설정치에 대해 질문했는데 30%가 무회답이었다. 회답자 중에서는 56%가 SpO_2 = 95%를 목표치로 하고 있으며, 90~94%의 범위가 21%, 96~100%가 23%였다(표 9). 또 환아의 SpO_2를 허용하는 범위의 상한값으로 대부분 SpO_2 = 98%(32%), 99%(18%)이지만, 100%를 허용 상한값으로 한 회답도 23%였다. 한편 하한값에 대해서는 SpO_2 = 90%(49%)로 하는 시설이 많았고, 80~89%가 21%, 91~96%가 27%가 되고 있어 향후 아래의 방법으로 생각과 사용법의 통일을 꾀하는 것의 필요성을 시사하는 결과를 보였다(표 10).

경피산소 · 탄산가스 분압 측정장치는 보급된 지 10년 이상이 된다. 사용 시설은 각각 71.4%, 71.8%이다. 고탄산가스 혈증은 호흡 부전의 지표이며, 인공환기요법 시행조건 설정의 하나의 지표가 된다. 한편 저탄산가스 혈증은 뇌혈류를 감소시켜 뇌실 주위 백질연화증의 원인이라고 생각되고 있어 이것을 피하는 것이 필요하다. PCO_2 유지 목표치에 대해서는 생후 3일 이내의 급성기에서, 30mmHg 이상으로 하는 시설이 33%, 41mmHg 이상으로 하는 시설이 66%이며, 또 급성기 이후의 목표치는 41mmHg 이상이 30%, 51mmHg 이상이 65%였다(표 11).

CLD의 진행에 관계해서 폐고혈압 · 심부전에 주의하지 않으면 안 되지만 그 평가에 심장 초음파 검사를 자주 이용하는 경우가 19%, 가끔 이용하는 경우가 45%이다.

CLD 만성기의 치료로 이뇨제가 적응이지만(92%), 푸로세미드(furosemide)와 스피로놀락톤(spironolactone)이 40% 정도 사용되고,

티아지드(thiazide)는 극히 일부(3%)에서만 사용된다. 푸로세미드의 장기 사용으로 칼슘 배설증가가 나타나고 신결석 등의 문제도 있으므로 주의 깊은 사용이 필요하다. 스테로이드제의 전신 투여는 생후 2, 3, 4주 이후에 개시하는 시설이 각각 12, 19, 22%이며, 주를 불문하고 거의 실시하지 않는 시설은 25%였다. 흡입제의 사용은 스테로이드제(11%), 기관지 확장제(20%), 항알레르기제(10%)로 비교적 소수이다.

(4) 고찰

만성 폐질환의 예방법 · 관리법은 아직 개발 중인 과제이며, 각 시설의 진료 기준을 조사해 CLD 발증빈도와의 관련성을 조사해 바람직한 관리법을 찾아내는 방법의 개발을 검토하고 있다. 해석 결과로부터 ① 시설간 기준의 다양성, ② 종래 권장되어 온 방법을 채용하지 않은 시설의 존재 등 향후 개선해야 할 과제를 시사하는 데이터를 얻을 수 있었다.

2) 각 시설의 관리 루틴(routine)과 그 시설의 만성 폐질환 발생률과의 관계

① 각 시설의 800g 미만의 CLD 발생률과 800~999g의 발생률에서 상관관계가 인정되었다(그림 9).

② 시설규모와 CLD 발생률의 관련성을 검토결과 시설의 극소 저출생 체중아의 연간 생존수와 CLD의 발생률에는 상관관계가 크게 나타났다(그림 10).

③ 만성 폐질환 관리법과 CLD 발생률

만성 폐질환 관리에 관한 시설의 루틴 · 케어의 내용과 CLD 발생률과의 관련성은 대부분의 케어에서 의미가 있지만, 폐에 좋다고 여겨지는 치료를 실시했을 경우의 CLD 발생률은 감소 경향을 보였다. 몇 개의 케어 내용을 보면(예를 들어 인공호흡기의 흡기시간이 짧은 것)(그림 11), 많은 교란변수(confounding factor)가 CLD 발생률에 영향을 준다고 생각되며, 시설의 일반적 루틴을 개개의 증례에 모두 적용시켰다고 가정할 수 없는 것 등을 감안하면, 이번에 조사 · 해석한 방법만으로는 만성 폐질환 관리법과 CLD 발생률의 관련은 단정지어 말할 수 없다고 판단하고 있다. 개개의 증례에 대해 케어의 내용과 CLD 발생 유무를 관련시키는 것으로 이와 같은 과제를 풀어 나가야 할 것이다.

3) 정리

① 폐에 좋다고 여겨지는 치료를 실시했을 경우에 CLD 발생률이 감소하는 경향이 있다.
② 증례수가 많은 시설에 CLD 발생률이 감소하는 경향이 있다.
③ 다수 시설에 관리법 개선의 여지가 있다.
④ 지식 보급의 구체적 조치가 필요하다.

4) 맺음말

전국조사 결과 CLD는 서서히 감소하고 있고, 임상현장의 노력은 CLD 발생률의 저하라는 성과를 올렸다. 연구반은 CLD의 발생을 경감하기 위해서 필요한 개발적 연구과제를 수행했으며, 그 결과 최첨단 기술을 실제 임상에서 응용하기 위한 기초를 다졌다. 그리고 진료현장에서도 가능한 CLD 예방과 치료에 최선의 지식을 정비 · 보급하기 위해 증거에 기초한 임상(Evidence-based practice)의 관점에서 폭넓게 세계의 문헌을 체계적으로 검토하였으며, 그 결과를 가이드라인으로 정리하였다. 앞으로 만성 폐질환이 더욱 경감할 것으로 기대한다.

표 1. CLD 병태 분류

	RDS	높은 IgM치 융모양막염 제대염	28일 이상 cystic infiltration emphysematous bleb
I	+	−	+
II	+	−	−
III	−	+	+
III'	−	+	−
IV	−	불명	+
V	−	−	−
VI			

※ VI : I~V 중 어느 쪽으로도 분류되지 않는 것

표 3. HOT와 CLD 병형

	I형	II형	III형	IV형	V형	VI형	III' 형	전체
HOT 증례 수	20	6	18	6	3	4	1	58
CLD 증례 수	209	340	116	36	99	27	41	868
HOT율(%)	9.6	1.8	15.5	16.7	3.1	14.8	2.5	6.7
HOT 점유율	34.5	10.3	31.0	10.3	5.2	7.0	1.7	100.0

※ 전 CLD 902예 중 HOT의 유무에 대해 회답이 있었던 868예에 대한 해석

HOT율(%) : 각 CLD에서의 HOT의 비율

표 2a. 1995년 입원 통계와 CLD 체중 구분별 발생률(1,000g 미만)

체중구분(g)	<500			500~599			600~699			700~799			800~899			900~999		
전 입원수	83			142			261			309			386			450		
(전 입원수)	(6[illegible])			(150)			(316)			(389)			(394)			(508)		
28일 이상 생존수	30			67			189			254			337			409		
		M/	F		M/	F		M/	F		M/	F		M/	F		M/	F
CLD 예 수	18	5/	13	47	24/	23	120	53/	67	144	65/	79	135	31/	54	130	78/	52
CLD 사망수	5	1/	4	3	4/	−1	10	6/	4	16	6/	10	8	6/	2	3	3/	0
중증 CLD 예 수	12	3/	9	31	15/	16	89	41/	48	102	51/	51	79	50/	29	72	46/	26
HOT 예 수	4	1/	3	2	0/	2	10	4/	6	12	9/	3	5	4/	1	3	2/	1
28일 이상 생존율%	36.1			47.2			72.4			82.2			87.3			90.9		
(28일 이상 생존율%)	(15.0)			(44.0)			(63.0)			(74.8)			(83.5)			(87.6)		
CLD 발생률%	60.0			70.1			63.5			56.7			40.1			31.8		
(CLD 발생률%)	(77.8)			(69.7)			(61.3)			(62.2)			(48.0)			(39.1)		
CLD 사망률%	27.8	20.0/	30.8	6.4	16.7/	−4.3	8.3	11.3/	6.0	11.1	9.2/	12.7	5.9	7.4/	3.7	2.3	3.8/	0.0
(CLD 사망률%)	(14.3)			(13.0)			(12.3)			(5.5)			(4.4)			(6.3)		
중증 CLD 발생률	40.0	60.0/	69.2	46.3	62.5/	69.6	47.1	77.4/	71.6	40.2	78.5/	64.6	23.4	31.7/	53.7	17.6	59.0/	50.0
HOT율 1%	13.3			3.0			5.3			4.7			1.5			0.7		
HOT율 2%	22.2	20.0/	23.1	4.3	0.0/	8.7	8.3	7.5/	9.0	8.3	13.8/	3.8	3.7	4.9/	1.9	2.3	2.6/	1.9
CLD%/1990년 CLD	77.1			100.6			103.6			91.2			83.5			81.3		
CLD I	6	1/	5	14	6/	8	37	19/	18	52	26/	26	34	21/	13	27	20/	7
CLD II	3	2/	1	13	7/	6	31	12/	19	43	20/	29	51	26/	25	58	33/	25
CLD III	3	0/	3	8	3/	5	17	10/	7	21	9/	12	20	14/	6	17	7/	10
CLD IV	0	0/	0	6	6/	0	9	3/	6	7	4/	3	5	5/	0	1	1/	0
CLD V	2	0/	2	2	0/	2	19	8/	11	11	2/	9	12	5/	7	18	11/	7
CLD VI	3	1/	2	3	2/	1	6	0/	6	2	2/	0	3	2/	1	1	1/	0
CLD III'	1	1/	0	1	0/	1	1	1/	0	2	2/	0	10	8/	2	8	4/	4

표 2b. 1995년 입원 통계와 CLD 체중 구분별 발생률(1,000g 이상)

1000~1249			1250~1499			1500~1749			1750~1999			2000~2499			≥2500			<1000계	<1500계	<2500계	총 계	체중 구분(g)
1264			1562	*	2826	2015			2871	#	4886	8144			23479			1631	4457	17487	40966	전입 원수
					(3147)						(5945)	(10153)			(29228)			(1817)	(4964)	(21062)	(50290)	(전입 원수)
1186			1506			1954			2811			8027			23167			1286	3978	16770	39937	28일 이상 생존수
	M/	F		M/	F		M/	F		M/	F		M/	F		M/	F					
191	124/	67	71	49/	22	27	19/	8	7	5/	2	4	3/	1	8	5/	3	594	856	894	902	CLD 증례 수
4	3/	1	0	0/	0	2	1/	1	2	0/	2	0	0/	0	1	0/	1	45	49	53	54	CLD 사망 수
101	66/	35	38	26/	12	19	13/	6	5	3/	2	4	3/	1	6	5/	1	385	524	552	558	중증 CLD 증례 수
14	8/	6	5	5/	0	1	1/	0	1	0/	1	0	0/	0	1	1/	0	36	55	57	58	HOT 증례 수
93.8			96.4	*	95.3	97.0			97.9	#	97.5	98.6			98.7			78.8	89.3	95.9	97.5	28일 이상 생존율%
					(93.9)						(96.9)	(98.1)			(98.3)			(73.7)	(86.5)	(95.0)	(97.0)	(28일 이상 생존율%)
16.1			4.7		9.7	1.4			0.249		0.7	0.050			0.035			46.2	21.5	5.3	2.3	CLD 발생률%
					(12.3)						(1.1)	(0.12)			(0.03)			(51.4)	(24.5)	(5.6)	(2.3)	(CLD 발생률%)
2.1	2.4/	1.5	0.0	0.0/	0.0	7.4	5.3/	12.5	28.6	0.0/	100.0	0.0	0.0/	0.0	12.5	0.0/	33.3	7.6	5.7	5.9	6.0	CLD 사망률%
(3.6)			(5.4)			(4.2)			(6.3)			(16.7)			(0)			(7.3)	(6.2)	(6.2)	(6.2)	(CLD 사망률%)
8.5	53.2/	52.2	2.5	53.1/	54.5	1.0	68.4/	75.0	0.2	60.0/	100.0	0.0	100.0/	100.0	0.0	/	33.3	29.9	13.2	3.3	1.4	중증 CLD 발생률%
1.2			0.3			0.1			0.0			0.0			0.0			2.8	1.4	0.3	0.1	HOT율 1%
7.3	6.5/	9.0	7.0	10.2/	0.0	3.7	5.3/	0.0	14.3	0.0/	50.0	0.0	0.0/	0.0	12.5	20.0/	0.0	6.1	6.4	6.4	6.4	HOT율 2%
				*	78.9					#	63.6	41.7			111.8			89.9	87.8	94.6	98.7	CLD% /1990년 CL
36	23/	13	8	8/	0	2	2/	0	1	1/	0	0	0/	0	0	0/	0	170	214	217	217	CLD I
87	57/	30	38	22/	16	18	13/	5	4	3/	1	1	1/	0	1	0/	1	205	330	353	354	CLD II
23	12/	11	8	6/	2	3	1/	2	1	1/	0	0	0/	0	0	0/	0	86	117	121	121	CLD III
10	7/	3	1	1/	0	0	0/	0	0	0/	0	0	0/	0	1	1/	0	28	39	39	40	CLD IV
18	12/	6	11	9/	2	4	3/	1	1	0/	1	0	0/	0	3	3/	0	64	93	98	101	CLD V
4	2/	2	0	0/	0	0	0/	0	0	0/	0	2	1/	1	3	1/	2	18	22	24	27	CLD VI
13	11/	2	5	3/	2	0	0/	0	0	0/	0	1	1/	0	0	0/	0	23	41	42	42	CLD III′

※ ( )안 : 1990년 통계치

CLD 발생률 : 생후 28일 이상 생존 예로부터의 CLD 발생률

중증 CLD : 수태 후 36주 이후도 산소투여 필요한 CLD

HOT율 1 : 생후 28일 이상 생존 예로부터의 HOT 발생률

HOT율 2 : CLD 증례로부터의 HOT 발생률

CLD%/90년 CLD% : 90년小川斑 전국조사의 발생률을 100으로 한 상대 비율

* : 1,000~1,499g을 정리한 통계치

: 1,500~1,999g을 정리한 통계치

표 4. 만성 폐질환 관리에 관한 루틴 전국조사 결과(시설 수 : 217)

	자주 실시한다	가끔 실시한다	거의 실시하지 않는다	실시하지 않는다
모체 TRH 투여	3	10	40	144
모체 스테로이드 투여	61	72	58	18
RDS 급성기의 진정제 투여	16	39	79	73
CLD 만성기의 이뇨제 투여	72	109	–	16
CPAP(지속적 양압호흡 요법)의 사용	28	60	71	58
CLD에의 스테로이드의 전신 투여	20	104	49	22
흡입 스테로이드의 사용	3	19	30	145
기관지 확장제의 흡입	8	32	36	121
항알레르기제의 흡입	3	10	32	146
펄스 옥시미터의 사용	208	8	2	2
$TcPO_2$ 모터의 사용	86	69	32	30
$TcPCO_2$ 모터의 사용	83	73	28	32
호기 탄산가스 모터의 사용	7	13	28	167
CLD의 평가에 심장 초음파 검사	42	97	38	23

표 5. IPPV의 유용, 흡기시간의 설정

	IPPV의 유량에 배려하는가?				
안정기의 흡기시간	항상 배려한다	가끔	거의 신경 쓰지 않는다	합계	%
<0.5sec	25	14	8	47	22.5
0.5~0.75 sec	60	62	18	140	67.0
>0.75sec	8	4	8	20	9.6
(공백)	0	0	2	2	1.0
합계	**93**	**80**	**36**	**209**	**100.0**
%	**44.5**	**38.3**	**17.2**	**100.0**	

표 6. CPAP (지속적 양압호흡 요법)의 사용

실시 방법은	자주 실시한다	가끔	거의 실시하지 않는다	실시하지 않는다	합계	%
NASAL	10	36	14	0	60	27.5
NASAL, MASK	1	3	0	0	4	1.8
MASK	1	2	2	0	5	2.3
기타	1	1	0	0	2	0.9
(공백)	15	18	55	58	146	67.3
합계	**28**	**60**	**71**	**58**	**217**	**100.0**
%	**12.9**	**27.6**	**32.7**	**26.7**	**100.0**	

표 7. CLD에의 스테로이드의 전신 투여

사용하는 시기	자주 실시한다	가끔	거의 실시하지 않는다	실시하지 않는다	합계	%
생후 1주 미만에도 실시한다	1	7	0	0	8	4.1
생후 1주	1	10	0	0	11	5.6
생후 2주	2	21	0	0	23	11.8
생후 3주	8	28	0	0	36	18.5
생후 4주 이후	6	35	2	0	43	22.1
(공백)	2	3	47	22	74	37.9
합계	**20**	**104**	**49**	**22**	**195**	**100.0**
%	**10.3**	**53.3**	**25.1**	**11.3**	**100.0**	

표 8. 수분 투여량(ml/kg)

	일령 0의 수분량(ml/kg)						
일령 28의 수분량	<60	60전후	80전후	>80	(공백)	합계	%
<100	7	1	0	0	0	8	3.9
120전후	66	61	4	0	0	131	64.2
140전후	22	18	1	1	0	42	20.6
>140	1	3	0	0	0	4	2.0
(공백)	8	9	2	0	0	19	9.3
합계	**104**	**92**	**7**	**1**	**0**	**204**	**100.0**
%	**51.0**	**45.1**	**3.4**	**0.5**	**0.0**	**100.0**	

표 9. 펄스 옥시미터의 사용과 목표율

목표치	잘 사용한다	가끔	거의 사용하지 않는다	사용하지 않는다	합계	%
90	12	0	0	0	12	5.5
92	7	0	0	0	7	3.2
93	8	0	0	0	8	3.6
94	3	0	0	0	3	1.4
95	76	2	1	0	79	35.9
96	9	0	0	0	9	4.1
97	12	0	0	0	12	5.5
98	10	0	0	0	10	4.5
99	1	0	0	0	1	0.5
100	1	0	0	0	1	0.5
(공백)	69	6	1	2	78	35.5
합계	**208**	**8**	**2**	**2**	**220**	**100.0**
%	**94.5**	**3.6**	**0.9**	**0.9**	**100.0**	

표 10. 펄스 옥시미터에 의한 SpO_2치의 조정 범위

	SpO_2의 상한								
SpO_2의 하한	88	95	96	97	98	99	100	합계	%
70	0	0	0	0	0	0	1	1	0.7
80	0	1	0	0	1	0	1	3	2.2
85	0	6	0	1	5	1	3	16	11.7
87	0	1	0	1	0	0	0	2	1.5
88	0	2	2	0	3	2	1	10	7.3
89	0	1	0	0	0	0	0	1	0.7
90	0	9	0	5	26	10	17	67	48.9
91	0	0	0	0	0	0	0	0	0.0
92	0	0	1	1	3	1	0	6	4.4
93	0	0	0	4	2	1	2	9	6.6
94	0	0	0	1	3	2	0	6	4.4
95	0	0	0	0	1	8	6	15	10.9
96	1	0	0	0	0	0	0	1	0.7
합계	**1**	**20**	**3**	**13**	**44**	**25**	**31**	**137**	**100.0**
%	**0.7**	**14.6**	**2.2**	**9.5**	**32.1**	**18.2**	**22.6**	**100.0**	

표 11. PCO_2의 목표치

	급성기(생후 3일 이내)의 PCO_2 목표치					
급성기 이후의 PCO_2 목표치	30mmHg ~	41~	51~	61 이상	합계	%
30mmHg~	5	3	0	0	8	3.8
41~	32	28	2	1	63	30.0
51~	26	78	2	1	107	51.0
61 이상	6	17	6	0	29	13.8
(공백)	0	2	1	0	3	1.4
합계	**69**	**128**	**11**	**2**	**210**	**100.0**
%	**32.9**	**61.0**	**5.2**	**1.0**	**100.0**	

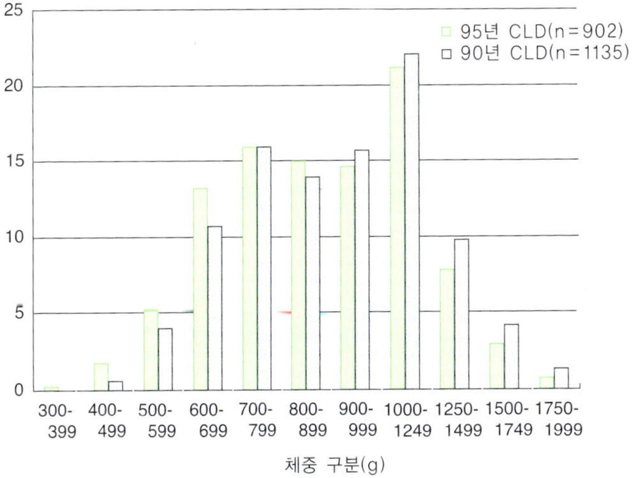

그림 1. 체중 구분별 CLD 퍼센트 도수(2,000g 미만 한정)

2,000g 미만은 1995년 : 전체의 98.9%

1990년 : 전체의 98.5%

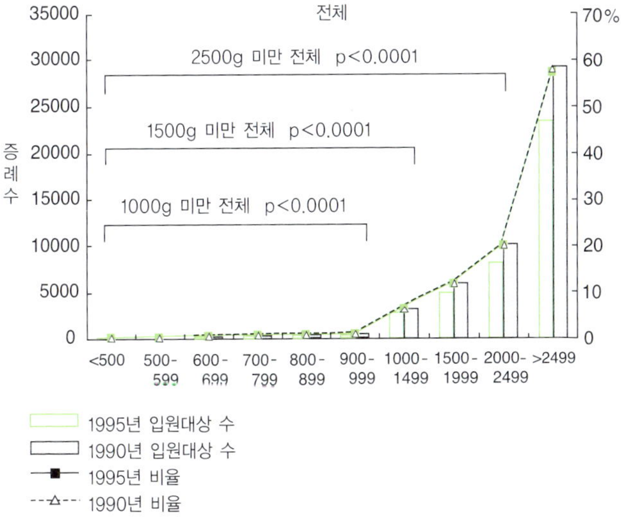

그림 2. 입원대상 수의 체중 구분별 비교(계속)

전체, 1,000g 미만, 1,000g 이상을 나누어 표시하였다.

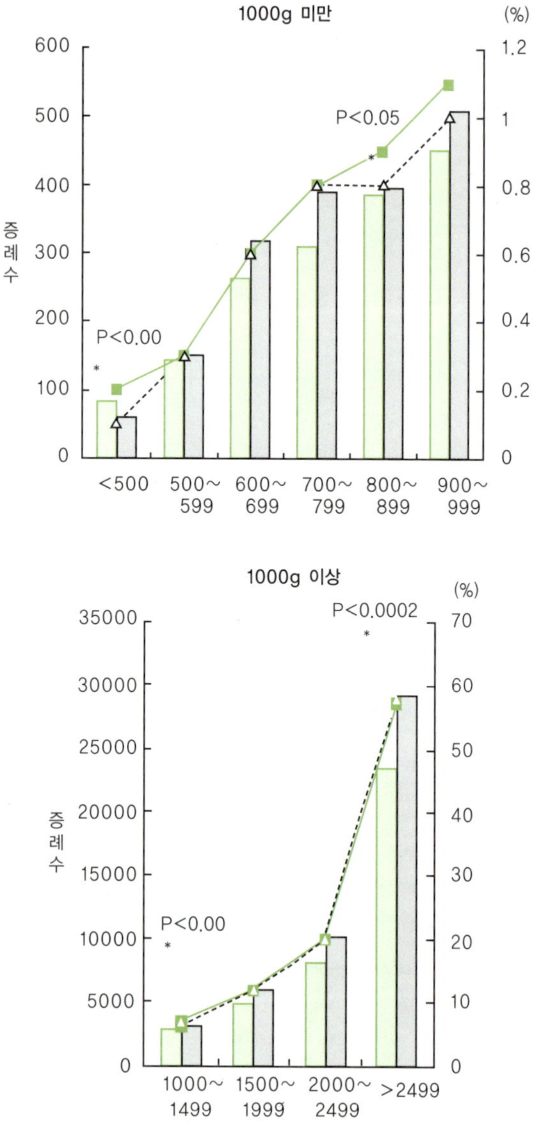
1000g 미만
(%)
600
500
400
300
200
100
0
증례수
1.2
1
0.8
0.6
0.4
0.2
0
P<0.05
*
P<0.00
*
<500
500~ 599
600~ 699
700~ 799
800~ 899
900~ 999
1000g 이상
(%)
35000
30000
25000
20000
15000
10000
5000
0
증례수
70
60
50
40
30
20
10
0
P<0.0002
*
P<0.00
*
1000~ 1499
1500~ 1999
2000~ 2499
>2499

그림 2. (계속)

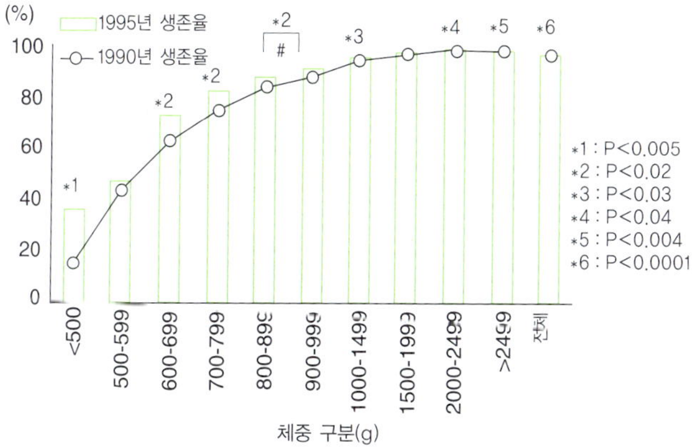

그림 3. 체중 구분별 생존율 비교

생존율 : 생후 28일 이상 생존율

: 800~999g의 2구분을 정리한 경우

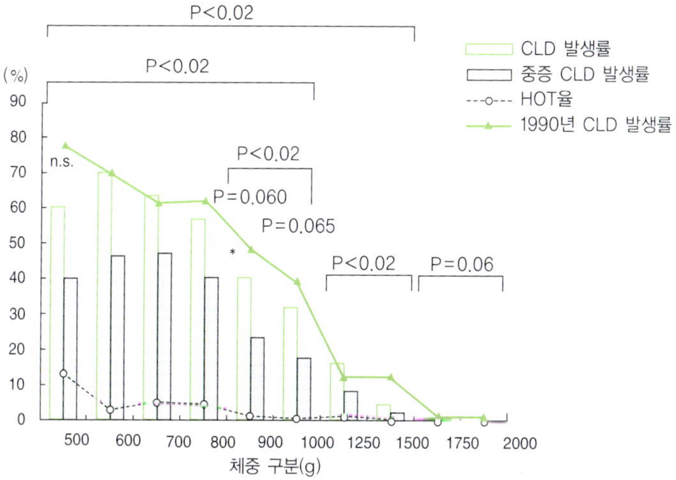

그림 4. 체중 구분별 CLD 발생률의 비교

HOT율 : 생후 28일 이상 생존 예의 HOT 발생률

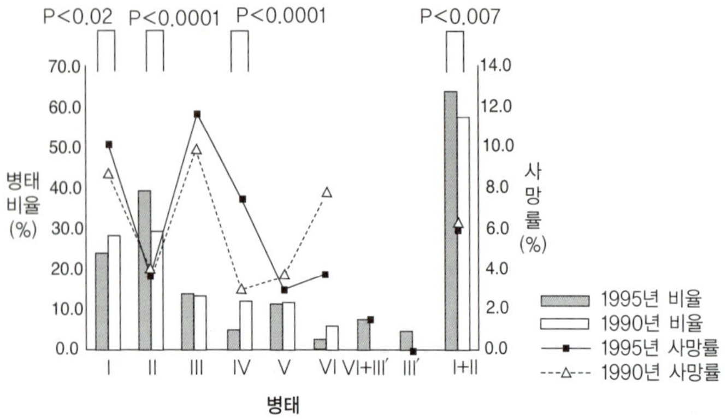

병태	I	II	III	IV	V	VI	VI +III′	III′	I+II	전체
증례 수	217	354	121	40	101	27	69	42	571	902
사망증례 수	22	12	14	3	3	1	1	0	34	55
1995년 비율	24.0	39.3	13.4	44	11.2	3.0	7.7	4.7	63.3	100
1990년 비율	28.2	29.3	13.3	11.8	11.5	5.9			57.5	100
1995년 사망률	10.1	3.4	11.6	7.5	3.0	3.7	1.4	0.0	6.0	6.1
1990년 사망률	8.8	3.9	9.9	3.0	3.8	7.8			6.3	6.2

※ CLD병태별 사망률에는 유의차 없다.

▭ 부분은 유의차가 있다.

그림 5. CLD의 병태 비율과 사망률의 비교(실제 수는 표로 나타냈음)

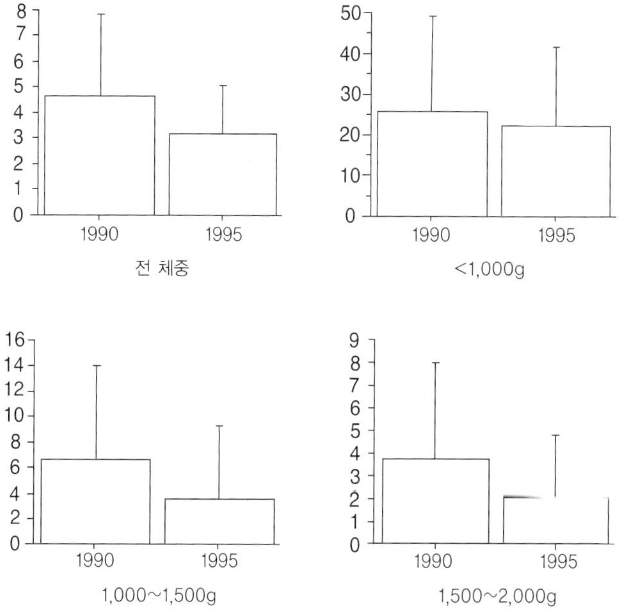

*횡축은 출생체중(g)

그림 6. 73개 중복시설의 출생체중 구분별 신생아 사망률 추이

1995년에는 1,000g 미만 이외의 체중 구분에서 유의하게 감소하였다. (1,000g 미만의 구분에서는 $p=0.18$)

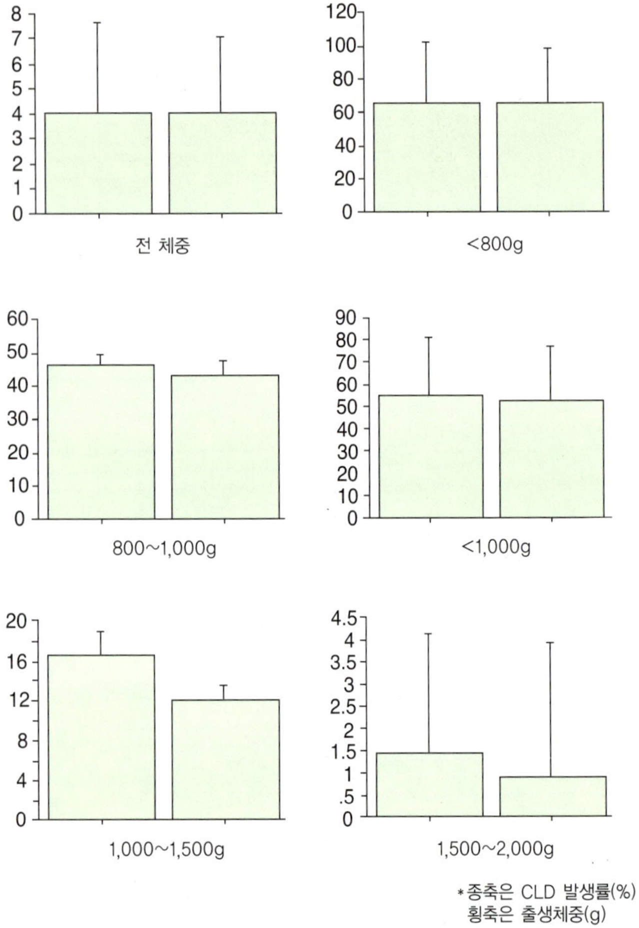

그림 7. 73개 중복시설의 출생체중 구분별 CLD 발생률 추이

1995년에는 감소 경향이 있지만, 모든 체중 구분에서 유의차 없다.
(1,000~1,500g의 구분에서도 p=0.07)

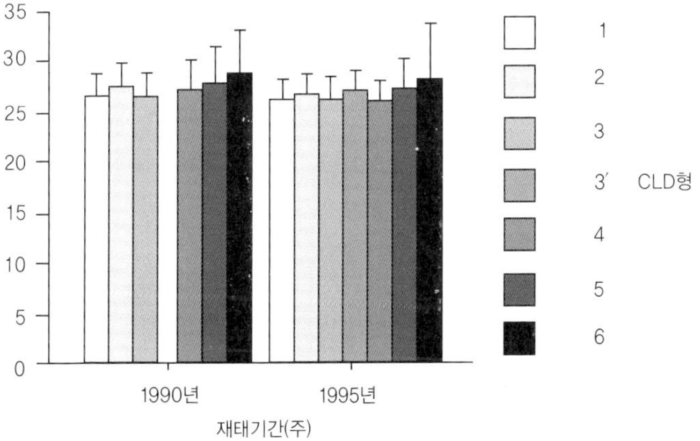

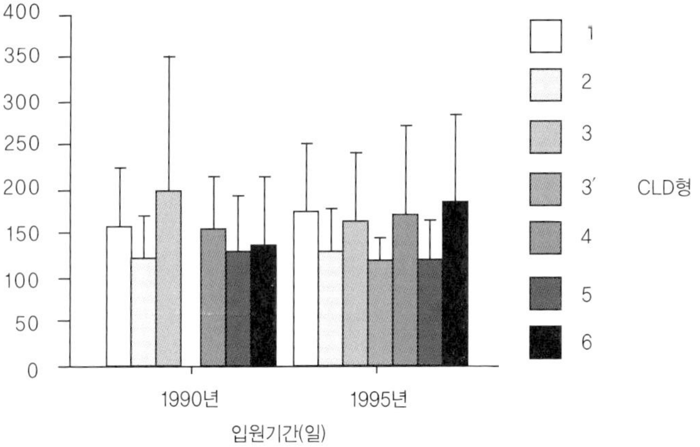

그림 8. 중복시설의 각 CLD형별 기본 총계량 비교(계속)

입원기간의 검토는 생존퇴원 예에 대해서만 한다.
1990년도 : 530예 중 생존퇴원 494예
1995년도 : 574예 중 생존퇴원 533예

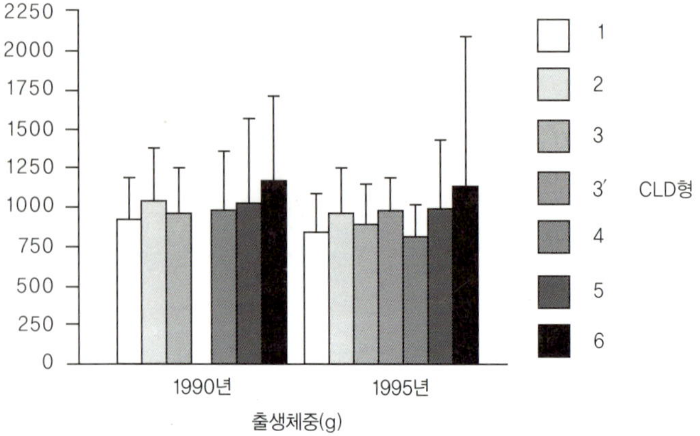

그림 8. (계속)

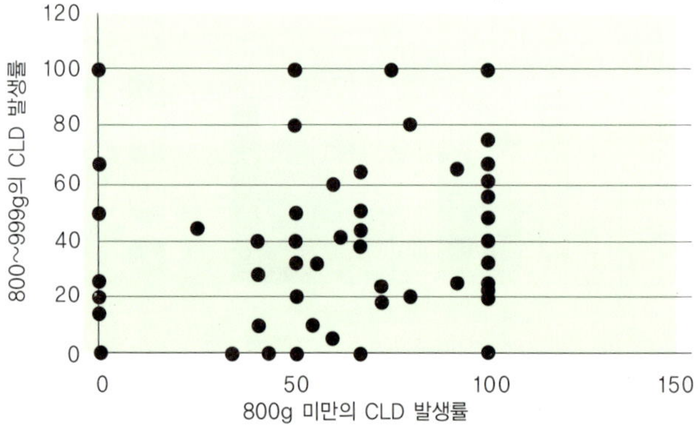

그림 9. CLD 발생률(<800g vs 800~999g)

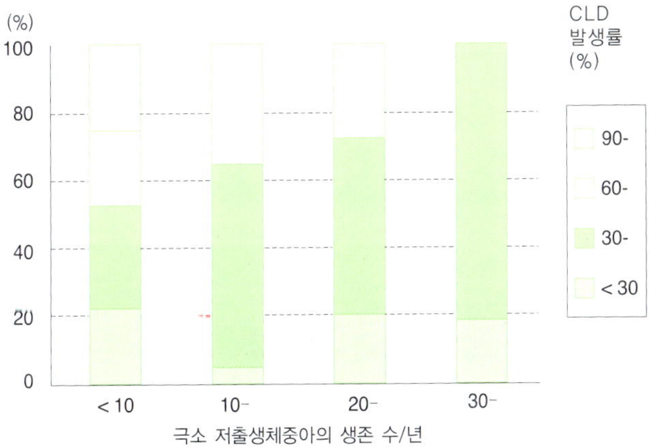

그림 10. 극소 저출생체중아의 연간 생존수와 만성 폐질환의 발생률

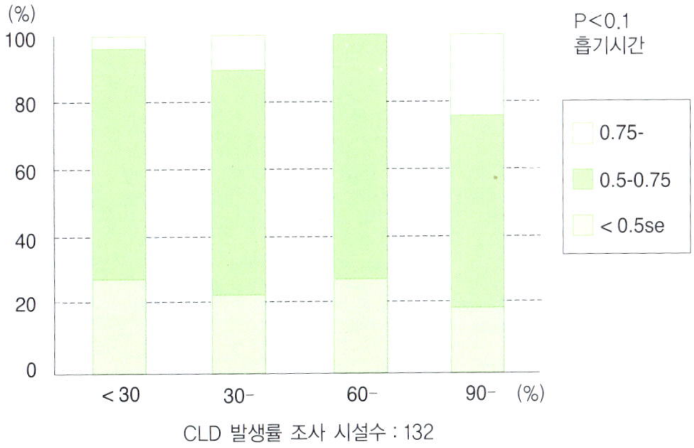

그림 11. CLD 발생률과 흡기시간